中医经穴
巧记歌诀

刘勇 编著

U0232255

学苑出版社

图书在版编目（CIP）数据

中医经穴巧记歌诀/刘勇编著．—北京：学苑出版社，
2020.11

ISBN 978 - 7 - 5077 - 6036 - 1

Ⅰ.①中…　Ⅱ.①刘…　Ⅲ.①经穴 - 基本知识
Ⅳ.①R224.2

中国版本图书馆 CIP 数据核字（2020）第 191309 号

责任编辑： 黄小龙

文字编辑： 高　赫

出版发行： 学苑出版社

社　　址： 北京市丰台区南方庄 2 号院 1 号楼

邮政编码： 100079

网　　址： www.book001.com

电子邮箱： xueyuanpress@163.com

销售电话： 010 - 67601101（销售部）、010 - 67603091（总编室）

印 刷 厂： 北京兰星球彩色印刷有限公司

开本尺寸： 880mm×1230mm　1/32

印　　张： 4.375

字　　数： 98 千字

版　　次： 2020 年 11 月第 1 版

印　　次： 2020 年 11 月第 1 次印刷

定　　价： 42.00 元

前　言

　　中医是中华民族的瑰宝，与芸芸众生的衣、食、住、行息息相关。无论是防病（治未病），还是治病，中医药都有很好的效果。

　　华夏子孙的生存繁衍都离不开中医的护佑，故此，我认为可以这样定位：在古今所有学问里，《黄帝内经》及中医的地位，应该远远高于《论语》《道德经》、唐诗宋词等等诸子百家的其他著作，因为在中华文明生生不息的产生和传承过程中，它是不可或缺的，是极其重要组成部分。

　　唐代药王孙思邈活了一百多岁，他曾提出全民知医理念：家家自学，人人知晓。

　　"人人知晓"和"知医"不是要求"人人成为医者"，而是现今中西医相关保健和急救常识应该普及，尤其是中医"治未病"和"天人合一"的养生理念及应对的方式、方法，应该最大限度地普及到人人知晓。

　　我们每个人身体都有经络及腧穴，可叹绝大多数人都不能充分发挥它们的价值。目前，全世界已有 183 个国家和地区开展了针灸医疗。作为中国人，我们有得天独厚的文化和语言基础，所以更应该知晓《黄帝内经》记载并传承下来的每个人身上都有的经络及腧穴。

《扁鹊心书》云：学医不知经络，开口动手便错。

明代李梴也在他的《医学入门》中说：医而不知经络，犹人夜行无烛，业者不可不熟。

古人对经络功能的阐述有运气血，调阴阳，决生死，处百病，内联脏腑、外达皮毛，沟通四肢百骸。也可以这样通俗补充：贯穿上下，沟通内外，循环往复，遍布全身，通则不病，病则不通。

众所周知，人有五脏六腑。

五脏：心、肝、脾、肺、肾。

六腑：胆、胃、膀胱、大肠、小肠、三焦。

五脏对六腑，五加六等于十一，单数，五对六，不对称，所以中医在五脏功能外，特地又增加了一个称谓叫"心包"。简明而言，"心包"具有包裹、保护心脏的功能。

为了加深记忆，不妨在此多点笔墨。

中医的心包与西医的心包，其各自的概念及功能均不同。从西医解剖学上讲，心包是包裹心脏的筋膜，在心包与心脏之间有心包液。

五脏加了一个"心包"与六腑合起来等于十二，中医就有了十二正经之说。《灵枢·五乱》中有"经脉十二者，以应十二月"，这是古人诠释天人合一的哲学理念，即一年中有十二月，对应人体有十二正经。

叩门中医，不妨简明诠释一下六腑中的"三焦"之意：

胸膈以上、脖颈以下的内部器官称为"上焦"。上焦有心、肺。

胸膈以下、肚脐以上，这之间的器官称为"中焦"。中焦有脾、胃等。

肚脐以下、下阴以上，这之间的器官称为"下焦"。下焦有肾、膀胱、大肠、小肠等。

中医把十二正经分为手与足，又都划分为阴经与阳经。即通行于手的有六条经络：三条阴经、三条阳经；通行于足的也有六条经络：三条阴经、三条阳经。手与足加起来等于十二条正经。手部的三条阴经为手太阴肺经、手厥阴心包经、手少阴心经，三条阳经为手阳明大肠经、手少阳三焦经、手太阳小肠经；足部的三条阴经为足厥阴肝经、足太阴脾经、足少阴肾经，三条阳经为足阳明胃经、足少阳胆经、足太阳膀胱经。

除十二正经外，人体还有奇经八脉：督脉、任脉、冲脉、带脉、阴维脉、阳维脉、阴跷脉、阳跷脉。在奇经八脉中，只有督脉和任脉各有其所属腧穴，其余六条都寄附在这两条脉以及十二正经中。

本书主要内容为巧记十四经络腧穴等中医常识的歌诀，秉持"承前启后，革故鼎新，传承不拟古，创新不离宗"的理念，力求全部合辙押韵、通俗易懂、朗朗上口。

自古至今，大家只见诸多中医歌诀，但鲜有作者逐句诠释创编歌诀的依据及巧记联想思路，本书在每句歌诀后均附说明，指导读者通过联想巧妙地背记，降低背诵难度，提高记忆效果。

古今有许多关于"中医入门"的书籍，但以立在中医大门外，"叩门中医"的相关名称，自古至今没有，这就给予我最大的创编余地，传承不拟古，创新不离宗。

本书定位于最基础的中医叩门常识的巧记之法，针对广大的"门外汉"，循序渐进地激发、培养其学习中医的兴趣，属于中医文化的普及读物。书中歌诀无论是小学生，还是离退休者，均可普及背诵，一旦记住，极难忘却，且可终身受益。

图书有一特色，越是权威、越是专业的内容和表述，读者群相对越少；反之科普读物，覆盖的读者范围较广。

自学中医似高山仰止，望而却步，难寻其门而入。

本书特地不追求文辞"高大上"、篇章大而全，从而避免了让许多非中医学者或中医自学者随手一翻就感觉头脑发涨，产生畏难的感受，目的在于使广大的"门外汉"产生、提高学习中医的兴趣，可作为华夏文化圈中，普及中医文化之读物。

知晓了叩门中医的相关常识，便可顺利地步入中医文化的智慧之门，能更好地爱子、尽孝、助人行善、护体养生、延年益寿。

刘勇

2020 年 5 月

目 录

第一章

巧记手指六经

查找关于手部六条经络的论述，《灵枢·本输》中，按原文先后表述顺序摘抄如下：

肺出于少商，少商者，手大指端内侧也，为井木。

心出于中冲，中冲，手中指之端也，为井木。

三焦者，上合手少阳，出于关冲，关冲者，手小指次指之端也，为井金。

手太阳小肠者，上合手太阳，出于少泽，少泽，小指之端也，为井金。

大肠上合手阳明，出于商阳，商阳，大指次指之端也，为井金。

《灵枢·经脉》有：

心主手厥阴心包络之脉，起于胸中，……循中指，出其端。

心手少阴之脉，起于心中，……循小指之内，出其端。

上面《黄帝内经》中的内容一时看不懂没有关系，我把相关表述与国家中医经络标准挂图对照，绘制了图1、图2、图3、图4。

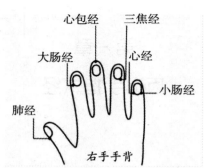

图1　手六经对应手指巧记示意图（一）

　　我们目前只需知晓手部的三条阴经（肺经、心包经、心经）都走手臂内侧，手部的三条阳经（大肠经、三焦经、小肠经）都走手臂外侧。

　　手部的三条阴经：胸→手臂内→手心→指甲（止）。手部的三条阳经：指甲（起）→手背→手臂外→头。

　　如图1所示，手部六条经络，不论走手心还是走手背，最终都到指甲处。

　　需要说明的是，除中指外，其他五条经络的起点或终点，都在距指甲根0.1寸[①]处，见图2。

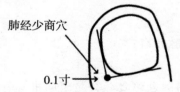

　　沿指甲盖，做水平线与垂直线的交点即为穴位。食指、无名指、小指的腧穴定位亦类同。

图2　右手拇指穴位示意图

----

　　① 本书中所说的"寸"，均指指寸，或称手指同身寸。指寸法是中医常用的取穴定位方法，以患者的拇指第一关节的横宽为1寸。

下面，我再次将手部六条经络的名称加以浓缩，简化为一个字："肺"代表肺经，"大"代表大肠经，"包"代表心包经，"三"代表三焦经，"心"代表心经，"小"代表小肠经。

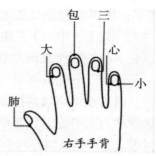

图3　手六经对应手指巧记示意图（二）

先谈一个谐音的定义：谐音就是利用汉字同音或近音的条件，用同音或近音字来代替本字，产生辞趣的修辞格。

中国古时行文，自右到左。故此从小指到拇指，我提炼出六个有代表性的关键字："小心三包大肺（废）"。见图3。

我国《消费者权益保护法》第45条规定："在保修期内，两次修理仍不能正常使用的，经营者应该负责更换或者退货。"

我们日常生活中，消费者购买了贵重商品，一旦出现了质量问题，经常会遇到商家自定的各种"霸王条款"，"包退"极难，"包换"条件苛刻，"包修"有条件、有时限。一些商家希望"三包"的范围越少越好，最好"三包"的规定全部废除，使其利益最大化才好呐！我称之为"三包大废（除）"。

我们一定要"小心"啊！《消费者权益保护法》中的

中医经穴巧记歌诀

"三包"规定，不能大大的废（"大肺"）了！

提纲挈领的"小心三包大肺（废）"一句话："心""肺"好记忆，"心"就是代表心经，"肺"就是代表肺经。一"大"一"小"是指大肠经和小肠经。心经已经用"心"字浓缩代表了，所以心包经只能选用"包"浓缩表述了。三焦经的"三"指上、中、下三焦。

这样"小心三包大肺"六个提纲挈领的浓缩字，就容易记忆了。

在此需要说明：因为歌诀字数的限制，用提纲挈领的浓缩之法编写中医歌诀自古有之。因需顺势，可能一个字浓缩为一个字的代表，亦可能浓缩为两个字的代表。

如何巧记"小心三包大肺"六条经络在对应手指指甲的左右侧？

注意！图4以人的右手心向外为据，可以发现巧记的特点（左手心向外亦类同）。

先巧记有规律可循的手部五条经络指端穴位位置，之后再巧补余下的第六条指端经络穴位位置。

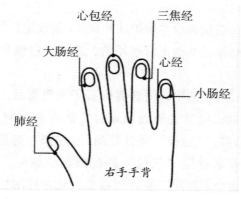

图4　手六经所在指甲左右侧巧记示意图

我们知道手有五指，心包经在中指的中端，所以我们以中指为基准。

如图4，右手手心向外时，拇指、食指在中指的左侧，那么与之对应的肺与大肠的两条经络，分别在拇指、食指指甲的左侧。类推，无名指、小指在中指的右侧，那么与之对应的三焦与小肠的两条经络，分别在无名指、小指指甲的右侧。

手通六条经络，但只有五指，所以一定只有一个手指同时通两条经络，才能正好容纳三阴、三阳六条经络。

自幼我们都知晓一首教儿童认识五个手指头的童谣：大指叫"大拇哥"，食指叫"二拇弟"，……小指叫"小妞妞"。

中华文明有尊老爱幼的美德，往往家庭里最小的孩子能够得到双份的厚爱。

五指中小指最小，它的粗细与长度最小，因此功能也相对较少。最小的孩子属长辈心牵挂念之宝，能够得到双份的厚爱。故此，借喻六条经络中的"心经"，如同长辈的心牵挂念之宝通向小指，只有小指才能得到双份的关爱。

小指指甲的右侧已经有了小肠经，所以心经则只能在小指左侧指甲处了。见图1、图3。

记住"小心三包大肺"一句话，大家便不费吹灰之力，巧记了手指六经及与各手指的对应关系。

手六经在五指的分布还有一个规律：从小指往大指数，相邻两经依次为三对表里关系。小指外侧的小肠经与小指内侧的心经为一对表里关系：小肠经为表心经为里；无名指的三焦经与中指的心包经为一对表里关系：三焦经为表心包经为里；食指的大肠经与拇指的肺经为一对表里关系：大肠经为表肺经为里。

古人云：男主外，女主内。为了便于初步理解"表里"的概念，一些中医专家讲：表里如夫妻，一个主外，一个主内。五脏心、肝、脾、肺、肾（心包）属阴为里，六腑胆、胃、膀胱、大肠、小肠、三焦属阳为表。

从小指往大指，两两经络依次相数，对应"小心、三包、大肺"的表里关系：表里、表里、表里。

从大指往小指，依次相关两条经络的相传递关系：拇指的肺经传递给食指的大肠经；中指的心包经传递给无名指的三焦经；小指内侧的心经传递给小指外侧的小肠经。

具体为：

肺经从手腕列缺穴出分支，到食指左侧指甲处，传给大肠经。

心包经从掌中劳宫穴出分支，到无名指右侧指甲处，传给三焦经。

心经从小指内侧到小指外侧，传给小肠经。

"小心、三包、大肺"这三对经络的指端穴位，前者是该经络的第一个起始穴，后者是该经络的最后一个结束腧穴（详见下章）。

第二章

巧记手指六经穴歌

手六经在指端的腧穴名称为：

小肠经——少泽穴，心经——少冲穴，三焦经——关冲穴，心包经——中冲穴，大肠经——商阳穴，肺经——少商穴。（图5）

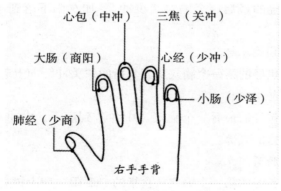

图5　手六经指端穴位巧记示意图

巧记手指六经穴歌

小肠少泽旭，心经少冲夕，
三焦关冲起，心包中冲底，
大肠商阳立，肺经少商毕。

【释语】

上一章说过：手部的三条阴经（肺经、心包经、心经）都走手臂内侧，手部的三条阳经（大肠经、三焦经、小肠经）都走手臂外侧。手部的三条阴经：胸→手臂内→手心→指甲（止）；手部的三条阳经：指甲（起）→手背→手臂外→头。

普及中医文化需要循序渐进，故本歌诀巧记的提纲挈领一句话，仍是"小心三包大肺"。

小肠少泽旭。

小肠经的第一个腧穴"少泽"，从小指外侧向上，如旭日开始升起。

心经少冲夕。

心经的最后一个腧穴"少冲"，如夕阳下落到小指的内侧。

三焦关冲起。

三焦经的第一个腧穴从无名指的"关冲"向上起始。

心包中冲底。

心包经的最后一个腧穴"中冲"到底了。中冲穴也正好在中指的底部。

大肠商阳立。

大肠经的第一个腧穴从食指的"商阳"向上树立。

肺经少商毕。

肺经的最后一个腧穴"少商"，在大指处结束。

"旭（xù）"对"夕（xī）"，"起（qǐ）"对"底（dǐ）"，"立（lì）"对"毕（bì）"。

"小心、三包、大肺"三对经络，少泽、关冲、商阳是前者"小、三、大"的起始穴，我选用"旭、起、立"，少冲、中冲、少商是后者"心、包、肺"的结束腧穴，我选用"夕、底、毕"。

第三章

巧记手足三阴三阳歌

《黄帝内经》中十二正经的阴阳归属，特别是其手、足排序的分类十分重要。

《灵枢·五乱》中有"经脉十二者，以应十二月"，这是古人"天人合一"哲学理念的体现。

十二正经分属六阴、六阳，分别以手和足分类排序。

中医十二正经经络的名称如下：

手太阴肺经，手厥阴心包经，手少阴心经；

手阳明大肠经，手少阳三焦经，手太阳小肠经；

足阳明胃经，足少阳胆经，足太阳膀胱经；

足太阴脾经，足厥阴肝经，足少阴肾经。

欲叩门中医的读者，看完十二正经经络的名称往往记不住，一开始就可能产生畏难的心理。实际生活中，人们往往以其简称交流，如：肺经、肝经、胆经等等。故此，本书前几章先将前面冠以的太阴、厥阴、少阴、阳明、少阳、太阳剥离开。叩门中医者，只需先记住十二经络名称的简称，进而知道阴阳归属及与手、足的排序分类即可。

剥离前面冠以的太阴、厥阴、少阴、阳明、少阳、太阳后，十二正经经络名称的简称为：

手三阴经：肺经、心包经、心经；

手三阳经：大肠经、三焦经、小肠经；

足三阳经：胃经、胆经、膀胱经；

足三阴经：脾经、肝经、肾经。

按照循序渐进的教学理念，现在需要知晓：

手部的三条阴经，经行手心及内臂；

手部的三条阳经，经行手背及外臂；

足部的三条阴经，经行足内及腿内；

足部的三条阳经，经行足外及腿外。

故此，我创编了四句押韵的《巧记手足三阴三阳歌》。

巧记手足三阴三阳歌

手背三阳：大三小肠。

手心三阴：肺心包心。

足外三阳：胃胆膀胱。

足内三阴：脾交肝肾，踝上八寸，前后变阵。

【释语】

不要小看这四句歌诀，它既是手足十二经阴阳的常识，而且属中医的基础知识。

注意一定要背熟！

每句歌诀的内容"肺心包心""大三小肠""胃胆膀胱""脾交肝肾"的前后顺序不能变，下一章再详细表述其医理。对后面需要记住的相关中医知识，这四句歌诀还有许多益处。

手背三阳：大三小肠。

即行经手背的有三条阳经：大肠经、三焦经，小肠经。

手心三阴：肺心包心。

即行经手心的有三条阴经：肺经、心包经、心经。

为帮助我们心里明了"肺心包心"代表的意思，我建议将其读为"肺、心包、心"。

足外三阳：胃胆膀胱。

即行经足外的有三条阳经：胃经、胆经、膀胱经。

足内三阴：脾交肝肾，踝上八寸，前后变阵。

这句歌诀说明行经足内的有三条阴经：脾经、肝经、肾经。"足内三阴"已有"内"字，因此可以省略"内踝"的"内"字。

具体说明：

1. 内踝八寸以上经络相对较长，特别是膝关节到大腿内侧的前中后排序分布是脾经、肝经、肾经。此为"足内三阴：脾交肝肾"。

2. 内踝上八寸处，肝经、脾经相交叉变换，可以称为交叉变换各自的阵列，即"踝上八寸，前后变阵"。

3. 内踝八寸以下经络相对较短，原始的前中后排序分布是肝经、脾经、肾经。

4. 肾经自始至终位置不变。

第四章

巧记十二经络循行方向歌

中医界长期流传的《十二经络循行方向歌》源于《黄帝内经·灵枢·逆顺肥瘦》中：

黄帝曰：脉行之逆顺，奈何？

岐伯曰：

手之三阴，从脏走手；

手之三阳，从手走头；

足之三阳，从头走足；

足之三阴，从足走腹。

明代杨继洲的《针灸大成》中有："要知经脉之往来。所谓手之三阴，从胸走手；手之三阳，从手走头。足之三阳，从头走足；足之三阴，从足走腹。"

【释语】

上述《黄帝内经·灵枢》表述的内容，成了中医界长期流传的《十二经络循行方向歌》。《针灸大成》中只是将《黄帝内经·灵枢》中的"脏"字，改为"胸"字。

《新华字典》释胸：指身体前面颈下腹上的部分。腹：指介于胸和骨盆之间的部分。

人们知晓人体胸腹相连，经络往复不断。

《十二经络循行方向歌》中，其一：

手之三阴；手之三阳。

足之三阳；足之三阴。

我认为其中的四个"之"字，值得商榷。

如果改为：

手心三阴；手背三阳。

足内三阳；足外三阴。

则清晰表述了手与足三阴三阳经的经络循行位置。

其二：

从胸走手；

从手走头。

从头走足；

从足走腹。

第一个字都是"从"字开始，背记歌诀时易混。我改编的巧记方法具有前后连续性，特别将阴经走肢内侧、阳经走肢外侧的内容编入歌诀。

在第三章《巧记手足三阴三阳歌》的基础上，再递进一步，便可巧记手足经络的循行方向。

巧记十二经络循行方向歌

手心三阴：肺心包心，胸到手分。

手背三阳：大三小肠，手到头上。

足外三阳：胃胆膀胱，头到足往。

足内三阴：脾交肝肾，足到腹寻。

【释语】

手心三阴：肺心包心，胸到手分。

《黄帝内经》"手之三阴，从脏走手"和《针灸大成》"手之三阴，从胸走手"，没有明确表述是从脏或胸走到手心，还是手背。

手之三条阴经，无论肺经、心包经、心经均出于胸，循手臂内侧经手心分别到大指少商穴、中指中冲穴、小指少冲穴，故此我编为"手心三阴：肺心包心，胸到手分"。

"胸到手分"如何联想巧记呢？

前一句最后一字"心"与后一句第一个字"胸"可以组成"心胸"一词，这是承上启下的联想巧记，"心"后面连"胸"，便马上可以背出"胸到手分"。

手背三阳：大三小肠，手到头上。

《黄帝内经》和《针灸大成》"手之三阳，从手走头"，没有明确表述是从手心，还是手背走到头。

手之三条阳经，大肠经、三焦经、小肠经分别出于食指商阳穴、无名指关冲穴、小指少泽穴，均从手背循手臂外侧走到头，故此我编为"手背三阳：大三小肠，手到头上"。

"手到头上"如何联想巧记呢？

前一句最后一字是"肠"，后一句第一个字是"手"。"肠"与"长"字谐音相同。

世界上有一种鱼叫"长手鱼"，迄今为止只在澳大利亚东南部水域发现其踪影。这些鱼类最令人吃惊的特征就是长着"手"，所谓的"手"，指的就是它们的鱼鳍。无论是"长手"还是"手长"，都可形成承上启下的联想巧记，"长"后面连"手"，便马上可以背出"手到头上"。

或者，清洗肠子必须用手，联想"肠"后为"手"。

足外三阳：胃胆膀胱，头到足往。

《黄帝内经》和《针灸大成》"足之三阳，从头走足"，没有清晰表述是从头走足的内侧还是外侧。

胃经、胆经从头面过胸腹，经大腿、小腿外侧，到足。

膀胱经从头面睛明穴，绕脑后，过脊柱，经大腿、小腿后侧，到足。

短短的几个字，很难分别表述全面，但"足三阳"胃、胆、膀胱三条经络，到达腿部则有了规律，与"足三阴"相比，"足三阳"在腿的外侧。故此，我编为"足外三阳：胃胆膀胱，头到足往"。

"头到足往"如何联想巧记呢？

前一句最后一字是"胱"，后一句第一个字是"头"。"胱"与"光"字谐音相同，这两字可以组成"光头"一词，这是承上启下的联想巧记，"光"后面连"头"，便马上可以背出"头到足往"。

足内三阴：脾交肝肾，足到腹寻。

《黄帝内经》和《针灸大成》"足之三阴，从足走腹"，没有清晰表述是从足的内侧，还是外侧走到腹。

足三阴，肝经、脾经、肾经，在足内侧上小腿，经三阴交穴，在内踝上八寸处，肝经、脾经交叉，自此往上形成脾经、肝经、肾经分布，走到腹。故此，我编为"足内三阴：脾交肝肾，足到腹寻"。也可以是"足内三阴：脾交肝肾，踝上八寸，前后变阵，足到腹寻"，不过在此还是省略"踝上八寸，前后变阵"为宜。

"足到腹寻"如何联想巧记呢？

前一句最后一字是"肾"，后一句第一个字是"足"。

《黄帝内经·素问·上古天真论》中有"女子七岁，肾气盛，齿更发长。丈夫八岁，肾气实，发长齿更。二八，肾气盛，天癸至，精气溢泻，阴阳和，故能有子"等关于"肾气"的表述，所以中医称：肾为先天之本。

因此，"肾气足"或"肾足"，人体才能处于健康状态。"肾足"是承上启下的联想巧记，"肾"后面连"足"，便马上可以背出"足到腹寻"。

　　注意!《经络循行方向歌》是手、足阴阳归类的整体大致经络走向,十二正经不是三阴、三阳对接的往复循行。

　　上一章我特别强调"肺心包心""大三小肠""胃胆膀胱""脾交肝肾"前后顺序不能变。下面具体解释其医理。

　　当人体自然站立时,两手下垂,掌心向内,十二正经在四肢的走向分类归纳为前侧、中侧、后侧,成为下面的排列:

　　手心三阴:肺心包心。肺经在前侧,心包经居中,心经在后侧。

　　手背三阳:大三小肠。大肠经在前侧,三焦经居中,小肠经在后侧。

　　足外三阳:胃胆膀胱。胃经在前侧,胆经居中,膀胱经在后侧。

　　足内三阴:脾交肝肾,踝上八寸,前后变阵。踝上八寸以上,脾经在前侧,肝经居中,肾经在后侧。

　　十二正经走向,在四肢的相对位置简要表述如下:

　　前侧:肺经、大肠经、胃经、脾经。

　　居中:心包经、三焦经、胆经、肝经。

　　后侧:心经、小肠经、膀胱经、肾经。

　　特别提示:在四肢的相对位置,唯足内三阴"脾交肝肾",是指踝上八寸以上的经络排序。

　　上面按照分类,归纳为前、中、后排列的顺序,非常重要!这就是中医的十二经循行走向规律,现在不用记。十二经循行走向的顺序是:

　　起于肺经,顺序流注于大肠经→胃经→脾经→心经→小肠经→膀胱经→肾经→心包经→三焦经→胆经→肝经,再回到肺经。

　　注意！十二经循行走向的顺序，不是"子午流注"的顺序。

　　十二经循行走向的顺序很难直接记住，故大家暂不用背，我已创编了巧记之法，将在其他书稿中介绍。

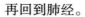

第五章

巧记十二经气血多少歌

中医界长期流传的《十二经气血多少歌》出自明代徐凤编撰的《针灸大全》。此书是综合性针灸书。

十二经气血多少歌（出自《针灸大全》）

多气多血经须记，大肠手经足经胃。

少血多气有六经，三焦胆肾心脾肺。

多血少气心包络，膀胱小肠肝所异。

【白话解】手阳明大肠经、足阳明胃经多气多血应记住。少血多气的有六条经，即手少阳三焦经、足少阳胆经、手少阴心经、足少阴肾经、手太阴肺经和足太阴脾经。多血少气的有四条经，即手太阳小肠经、足太阳膀胱经、手厥阴心包经和足厥阴肝经。临床可根据各经气血多少，选用不同的补泻手法、针刺浅深、留针时间、艾灸壮数。

【释语】

《针灸大全》在中医界太有名气了！许多学子不敢望其项背，但我认为其中记载的歌诀没有全部合辙押韵，气、血的表述没有归纳分类，容易乱，不易记忆，没有朗朗上口的韵味。

巧记十二经气血多少歌

多血多气两经畅，足手阳明胃大肠。

多血少气四经爽，心包膀胱肝小肠。

少血多气六经旺，三胆心肺脾肾强。

【释语】

中医讲：气行则血行，气滞则血瘀。一般表述气在先，血在后。

同时，根据每组特征分别有二、四、六条经络，按由少到多的顺序排列，便于整体巧记歌诀。

第一句：多血多气。（两多）两经（对）大肠

第二句：多血少气。（一多一少）四经（对）小肠

第三句：少血多气。（一少一多）六经（接）三胆

多血多气两经畅，手足阳明胃大肠。

巧记的特点：多血多气为两多，"两经"对"大"肠。

原歌诀"多气多血经须记，大肠手经足经胃"，我选取"多气多血……大肠手……足……胃……"九个字。

多气多血有两条经络，且都属阳明经，所以我在"多血多气"后编入"两经畅"，并加入"阳明"两字，编为"足手阳明胃大肠"。足阳明为胃经，手阳明为大肠经。

两经畅：多血多气者，自然这两条经络比其他经络畅通。《内经》讲：通则不痛，痛则不通。有中医专家改成"通则不病，病则不通"，非常有道理。哪一个器官有问题，其所对应的经络都不可能畅通。

中医讲：有胃气则生，无胃气则亡。

光有胃气不行，大肠传导糟粕的功能同样也需畅，有

便秘的人更渴望肠道功能畅通。

　　所以胃与大肠同属阳明经，一进一出，同等重要。我称之为：胃肠畅，寿命长。故我在两经后配以"畅"字。

　　多血少气四经爽，心包膀胱肝小肠。

　　巧记的特点：一多一少，"四经"对"小"肠。

　　原歌诀"多血少气心包络，膀胱小肠肝所异"我认为表述不佳。我选取"多血少气……四条……小肠……膀胱……心包……肝……"，分为两句，重新排列组合为"多血少气四经，心包膀胱肝小肠"，"四经"后加了一个"爽"字。爽：指痛快、舒服、爽快。人只要全身的经络爽快，则无病。膀胱经是人体最长的经络，它是否爽与人体健康密切相关。

　　俗话说"人逢喜事精神爽"；反之，人遭压抑肝气郁。气大伤身，肝郁气滞，人则不思饮食。肝脏及肝经更需要爽，人才健康。

　　本句"肝小肠"的表述与上句"胃大肠"表述相对应。

　　少血多气六经旺，三胆心肺脾肾强。

　　巧记的特点：一少一多，"六经"对"三胆"。

　　原歌诀"少血多气有六经，三焦胆肾心脾肺"，我选取"少血多气……六经，三……胆肾心脾肺"，分为两句，重新排列组合为"少血多气六经，三胆心肺脾肾"，少两个合辙押韵的字。

　　我在"六经"后加了一个合辙押韵的"旺"字。

　　六经虽少血多气，但气为血之帅，六经处于旺盛状态。人体三焦、胆，特别是心、肺、脾、肾的经络和功能旺盛，人则无病而长寿。

　　心在五行属火，火旺则心脏功能强，如果火变弱，人

中医经穴巧记歌诀

肯定心衰。心、肺功能与人的生命密切相关，旺盛则人充满活力。即使植物人仍有脉动和呼吸，可见旺与衰标志着人体的身心状态。

我在"三胆心肺脾肾"后加了一个合辙押韵的"强"字。

"三"指三焦经。三正好是六的一半，因此用"三胆"接"六经"便于巧记。

我们知道，人的秉性与五脏六腑的功能状态有直接关联。俗话说：胆小者，借他（她）仨胆儿，也没用。谈此言，可否加深您对歌诀中"三胆"接"六经"的印象？

"三胆"指三焦经、胆经，属少阳经。

"心肺"指心经、肺经，同在上焦，心主血，肺主气。

"脾肾"指脾经、肾经。

中医讲：脾为后天之本，肾为先天之本。脾主肉，肾主骨。脾肾及经络功能的旺与衰，在人体体现的是胖瘦、高矮、体魄强健与否等等。

因此心、肺、脾、肾的功能及经络强弱与人体的身心状态息息相关，对此六经我选择"旺"和"强"两字添加。

我在背本歌诀时感觉"畅、爽、旺"对应的"两、四、六"容易记混，因此联想巧记如下文。

"两"与"畅"：两人唱，一般是男女对唱或少数民族情歌对歌，唱歌的人当时必然心情舒畅，因此巧记了"两经畅"。

"四"与"爽"：芭蕾舞《天鹅湖》中，四小天鹅轻盈齐整、与韵律珠联璧合的表演，令观众无不爽心，因此巧记了"四经爽"，"爽"紧接着"心"，提示紧接着"心包膀胱肝小肠"。

"六"与"旺"：我国自古以农耕社会为主，五谷丰登、六畜兴旺是风调雨顺的吉祥年景，因此巧记了"六经旺"。

注：我全面查找了《黄帝内经》中关于气血多少的三篇论述，发现关于太阴、厥阴有相反的表述。

太阴：指手太阴肺经和足太阴脾经。

厥阴：指手厥阴心包经和足厥阴肝经。

《灵枢·五音五味》中有："太阳常多血少气，少阳常多气少血，阳明常多血多气，厥阴常多气少血，少阴常多血少气，太阴常多血少气，此天之常数也。"

《素问·血气形志》中有："太阳常多血少气，少阳常少血多气，阳明常多气多血，少阴常少血多气，厥阴常多血少气，太阴常多气少血。此天之常数。"

《灵枢·九针论》中有"阳明多血多气，太阳多血少气，少阳多气少血，太阴多血少气，厥阴多血少气，少阴多气少血。故曰刺阳明出血气，刺太阳出血恶气，刺少阳出气恶血，刺太阴出血恶气，刺厥阴出血恶气，刺少阴出气恶血也。"

上三篇论述中，《五音五味》与《九针论》关于太阴的表述相同，均为"多血少气"，而《血气形志》中却为"多气少血"；《血气形志》与《九针论》关于厥阴的表述相同，均为"多血少气"，而《五音五味》中为"多气少血"。

《针灸大全·标幽赋》中有："厥阴、太阳，少气多血。太阴、少阴，少血多气。而又气多血少者，少阳之分。气盛血多者，阳明之位。"

通过对比发现：《针灸大全》关于太阴的表述"少血

多气"与《五音五味》《九针论》的表述相同；关于厥阴的表述"少气多血"与《血气形志》《九针论》的表述相同。可见《针灸大全》关于太阴、厥阴的表述，对《黄帝内经》三篇相关文章以二比一，做出了少数服从多数的结论。

本章歌诀出自《针灸大全》，网上还有不同版本，主要原因是《黄帝内经》中对太阴、厥阴有不同的表述，读者看了本章，若遇到不同版本，可知其原因。

通过上述对比分析，我认同《针灸大全》的版本，改编的歌诀亦依据《针灸大全》。

第六章

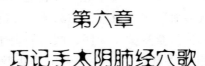

巧记手太阴肺经穴歌

手太阴肺经穴歌（引自《医学入门》）

手太阴肺十一穴，中府云门天府诀。

侠白尺泽孔最存，列缺经渠太渊涉。

鱼际少商如韭叶。（左右二十二穴）

前面章节提到，本书的特点先将各经络前面冠以的太阴、厥阴、少阴、阳明、少阳、太阳剥离开。

从本章开始，将太阴、厥阴、少阴、阳明、少阳、太阳的表述逐步融入歌诀里，采取先易后难、循序渐进的理念及方法，不断扩展、深入。

手太阴肺经穴：中府、云门、天府、侠白、尺泽、孔最、列缺、经渠、太渊、鱼际、少商。共计 11 个腧穴。

巧记手太阴肺经穴歌

肺经太阴经穴中，中府云门空。

天府侠白尺泽孔，孔最列缺经。

经渠太渊鱼际青，少商十一丁。

本歌诀，我按照中医取象比类的思路，特地诠释一下对手太阴肺经腧穴命名的感悟。

俗话说：万事开头难。巧记中医歌诀的关键，在于如何联想其后每句的第一个字。故我在每句最后添加一个承上启下的关键字，最佳是用下句的第一个字，其暗含诗词中顶针的联想方式；其次是与下句的第一个字以纽带的方式可以构成词组，达到联想巧记的目的，以提示下句开头的第一字，这样整篇歌诀便易于巧记了。

【释语】

肺经太阴经穴中。

太阴：指手太阴。

手太阴肺经，人们习惯简称为肺经。本歌诀"肺经"编在前，明确是肺经腧穴歌，同时符合人们言谈的通俗习惯。"太阴"编在后，引自《灵枢·经脉》"肺手太阴之脉"，目的在于把第一章分离的"手太阴"通过歌诀的方式相融合，达到循序渐进地一言"手太阴"，就能联想到"肺经"。

本句最后一个字选用"中"，因为下一句开头第一个字也是"中"。顶针的"中"字，成为背记歌诀时连接上、下句的纽带，可以提示下一句开头，第一个腧穴是"中府"。

中府云门空。

中府、云门，是按顺序排列的头两个腧穴名。

本句最后一个字选用"空"，因为下一句开头第一个字是"天"。"空天"一词，成为背记歌诀时连接上、下句的纽带，可以提示下一句开头，第一个腧穴是"天府"。

天府侠白尺泽孔。

天府、侠白、尺泽是继云门穴后，按顺序排列的三个腧穴名。

本句最后一个字选用"孔"，因为下一句开头第一个字是"孔"。顶针的"孔"字，成为背记歌诀时连接上、下句的纽带，提示下一句开头第一个腧穴是"孔最"。

孔最列缺经。

孔最、列缺是继尺泽穴后，按顺序排列的两个腧穴名。

本句最后一个字选用"经"，因为下一句开头第一个字是"经"。顶针的"经"字，成为背记歌诀时连接上、下句的纽带，提示下一句开头第一个腧穴是"经渠"。

经渠太渊鱼际青。

经渠、太渊、鱼际是继列缺穴后，按顺序排列的三个腧穴名。

中医手诊学认为：如果人手的鱼际穴处有明显的青筋，说明心血管有一定的瘀堵，故我在"鱼际"后配"青"字。

本句最后一个字选用"青"，因为下一句开头第一个字是"少"，相连可为青少年的"青少"两字，成为背记歌诀时连接上、下句的纽带，提示下一句开头第一个腧穴是"少商"。

少商十一丁。

少商是手太阴肺经的最后一个腧穴。至此，肺经11个腧穴已全部编入此歌诀。

最后这一句，有利于加深学子对肺经共有十一个腧穴的印象。

兵丁：指士兵的旧称，即服兵役的壮丁。

中医言"用药如用兵"，我认为针灸选穴亦同。

"十一丁"：手太阴肺经十一个腧穴如同十一个兵丁。

第七章

巧记手厥阴心包经穴歌

手厥阴心包经穴歌 （出自《医学入门》）

九穴心包手厥阴，天池天泉曲泽深。
郄门间使内关对，大陵劳官中冲侵。
（左右一十八穴）

按照诗词格律的规则，三、五、七可以不押韵，但我认为，其缺少连接上、下句的纽带，达不到巧记的效果，故重新改编。

先认知生僻字：郄（xì），古同"郤"，姓。郤（xì），古地名，在今中国山西省沁水下游一带。姓。同"隙"。

巧记手厥阴心包经穴歌

心包厥阴天池天，天泉曲泽郄门间。
间使内关大陵烦，劳官中冲九穴全。

【释语】

心包厥阴天池天

心包：指心包经。厥阴：指手厥阴。

手厥阴心包经，人们习惯简称为心包经。本歌诀"心包"编在前，明确是心包经腧穴歌，同时符合人们言谈的通俗习惯。"厥阴"编在后，目的在于把第一章分离的"手厥阴"通过歌诀的方式相融合，达到循序渐进地一言"手厥阴"，就能联想到"心包经"。

天池：指心包经第一个腧穴起于天池穴。

本句最后一个字选用"天"，因为下一句开头第一个字也是"天"。顶针的"天"字，成为背记歌诀时连接上、下句的纽带，可以提示下一句开头第一个腧穴是"天泉"。

天泉曲泽郄门间。

天泉、曲泽、郄门是继天池穴后，按顺序排列的三个腧穴名。

本句最后一个字选用"间"，因为下一句开头第一个字也是"间"。顶针的"间"字，成为背记歌诀时连接上、下句的纽带，可以提示下一句开头第一个腧穴是"间使"。

间使内关大陵烦。

间使、内关、大陵是继郄门穴后，按顺序排列的三个腧穴名。

"大陵烦"的谐音是"大龄烦"。未结婚的大龄男女青年，每当家长、朋友、同事提起婚姻之事，便产生了无尽的烦恼。家长烦、亲友烦、自己烦，终其原因是"大龄烦"。

中国自古为礼仪之邦，无论是语言表达还是书信有求于人时，往往用"烦劳您在百忙中……"。本句最后一个字选用"烦"，因为下一句开头第一个字是"劳"。"烦劳"一词，成为背记歌诀时连接上、下句的纽带，可以提示下一句开头第一个腧穴是"劳宫"。

劳宫中冲九穴全。

劳宫、中冲是继大陵穴后，按顺序排列的两个腧穴名。

手厥阴心包经天池、天泉、曲泽、郄门、间使、内关、大陵、劳宫、中冲，共计 9 个腧穴，已编写齐全。

我还有另外一个版本的《十四经腧穴歌诀》，编入了相关经络与其对应手指位置的内容，在此仅展示第二个版本的《巧记手厥阴心包经穴歌》。

巧记手厥阴心包经穴歌（二）

心包厥阴天池天，天泉曲泽郄门间。

间使内关大陵烦，劳宫中冲中指端。

共有九穴已记全。

第八章
巧记手少阴心经穴歌

手少阴心经穴歌（出自《医学入门》）

九穴午时手少阴，极泉青灵少海深。

灵道通里阴郄邃，神门少府少冲寻。

（左右一十八穴）

《医学入门》中的《手少阴心经穴歌》第三句"邃"字不押韵，属古今作诗吟词的惯例格式。

歌诀中用"手少阴"，而不用"心经"两字，源自《黄帝内经》及中医医理的一脉相承，但欠通俗易懂。

巧记手少阴心经穴歌

心经少阴极泉青，青灵少海灵道通，

通里阴郄神门童，少府少冲九穴终。

【释语】

心经少阴极泉青。

手少阴心经，人们习惯简称为心经。本歌诀"心经"编在前，明确是心经腧穴歌，同时符合人们言谈的通俗习惯。"少阴"编在后，引自《灵枢·经脉》"心手少阴之脉"。目的在于把第一章分离的"手少阴"，通过歌诀的方式相融合，达到循序渐进地一言"手少阴"，就能联想到"心经"。

我在本句最后一个字填选"青"字，因为下句开头第一个字也是"青"。顶针的"青"字，成为背记歌诀时连接上、下句的纽带，可以提示下句开头第一个腧穴是"青灵"。

青灵少海灵道通。

青灵、少海、灵道是继极泉后，按顺序排列的三个腧穴名。

我在本句最后一个字填选"通"字，因为下句开头第一个字也是"通"。顶针的"通"字，成为背记歌诀时连接上、下句的纽带，可以提示下句开头第一个腧穴是"通里"。

通里阴郄神门童。

通里、阴郄、神门是继灵道后，按顺序排列的三个腧穴名。

前面歌诀已经用了"青"字，故在此不能再用。而下句开头"少府"的"少"字，很难组词，常用相关词汇里有少年儿童、青少年、青壮年、中老年，唯独缺了"童少年"。

我在本句最后一个字选填"童"字，其与前面的"门"字可以组成"门童"一词，"神门"穴亦需要"门童"。"门童"便于巧记，因为下句开头第一个字是"少"。我按照逻辑推理发现少了的"童少年"一词，牵强的"童少"，可以提示下句开头第一个腧穴是"少府"。

少府少冲九穴终。

少府、少冲是继神门后，按顺序排列的两个腧穴名。

手少阴心经极泉、青灵、少海、灵道、通里、阴郄、神门、少府、少冲，共计九个腧穴内容已编入歌诀，达到了相关知识整体巧记的目的。

《黄帝内经》言：心主神明。

人们常说，心灵手巧。自然在心经腧穴的命名上，按照取象比类的思路，"神"和"灵"与心经密切相关。

我全面梳理了手少阴心经九穴位的名称，便于记忆：泉眼"极泉"涌出"青灵"有生机和灵慧的血液，到积聚的"少海"后，应该继续布输，需要途径"灵道"，要达到故里，还需要一个通衢的过程"通里"，泉水流到这里应该是遇到狭窄及孔隙地带"阴郄"，在到达故里时，必经过一道人们精心修建的闸门"神门"，泉水最终流入人家"少府"，入"少府"后还会继续流动，否则会成死水，流到"少冲"进入下一个经络。

腧穴的名称均有一定的含意，唐代孙思邈在《千金翼方》指出："凡诸孔穴，名不徒设，皆有深意。"

通过全面梳理经络穴位命名的理念，我发现中医腧穴命名取象比类的思路中，有以下规律：

中医认为肾为先天之本，脾为后天之本，因此肾经、脾经的腧穴名称往往有"天"字。

肺开窍于鼻，外合皮毛，主气，司呼吸，因此肺经腧穴名称中常有"云"和"天"。

各经络系统似源源不断的溪流，基本构成是：

1. 经络起于泉眼腧穴。

2. 经过渠道腧穴。

3. 还有平坦低洼的以池、海、溪、泽、渊、渎与水积聚有关的地貌命名相关腧穴。

4. 各经络系统还有一个流速湍急以狭小、裂缝、缝隙地带命名的腧穴。

5. 经络往往命名一个门或关的开合腧穴。

6. 溪流经过以少府、中府、天府等建筑物命名的腧穴。

7. 阳经中往往用阳字组成腧穴名；阴经中往往用阴字组成腧穴名。

中医腧穴命名早已从取象比类上升为理论，《灵枢·本输》中有关于井荥输原经合的论述。各经络系统均按井、荥、输、原、经、合、郄、络的功效组成。具体歌诀将在以后出版的书稿中介绍。

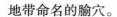

第九章

巧记手阳明大肠经穴歌

手阳明大肠经穴歌（出自《医学入门》）

手阳明穴起商阳，二间三间合谷藏。

阳溪偏历温溜长，下廉上廉手三里。

曲池肘髎五里近，臂臑肩髃巨骨当。

天鼎扶突禾髎接，鼻旁五分号迎香。

（左右四十穴）

自古诗歌上句可以不押韵，但下句必须押韵。该歌诀为了采用"手三里"腧穴的全称，无奈中不惜下句不押韵，这样就影响了歌诀的朗朗上口。

为此，我新编了《巧记手阳明大肠经穴歌》，不但使各句最后一字都押韵，还在相邻两句之间运用顶针字或组词、谐音联想，最大限度地方便记忆。

先知晓本歌诀中的生僻字：

髎（liáo）：髋骨、骨的空隙处，骨空间的穴位，数目较多。

臑（nào）：牲畜前肢的下半截。中医指人自肩至肘前侧靠近腋部的隆起的肌肉。

髃（ǒu），古同"腢"，指肩头，"即床而奠，当腢，用吉器"。

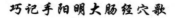

巧记手阳明大肠经穴歌

　　大肠阳明经脉走，商阳二间三间扣。
　　合谷阳溪偏历酒，温溜下廉上廉手。
　　手三里穴曲池肘，肘髎手五里穴收。
　　臂臑肩髃巨骨后，天鼎扶突禾髎口，
　　迎香大肠二十友。

【释语】

大肠阳明经脉走。

大肠：指大肠经。阳明：指手阳明经。

　　手阳明大肠经，人们习惯简称为大肠经。本歌诀"大肠"编在前，明确是大肠经腧穴歌，同时符合人们言谈的通俗习惯。"阳明"编在后，引自《灵枢·经脉》"大肠手阳明之脉"。目的在于把第一章分离的"手阳明"，通过歌诀的方式相融合，达到循序渐进地一言"手阳明"，就能联想到"大肠经"。

　　"阳明经"指有蠕动力，分手与足。

　　足阳明经是胃经，纳入消化的各种食物。中医言：有胃气则生，无胃气则亡。

　　手阳明经是大肠经。中医言：小肠泌别清浊，大肠传导糟粕。

　　"阳明经"一进一出，都需有蠕动力，不能淤堵。为体现饮食在"阳明经"的进出过程，我特地选择了"走"字。

　　本句最后一个字选用"走"，因为下一句开头第一个字是"商"。商品的属性在于流通，"商"这个字也有流通的意思，有走商、游商等。"走商"一词，成为背记歌诀时连接上、下句的纽带，提示下一句开头第一个腧穴是"商阳"。

商阳二间三间扣。

商阳、二间、三间是按顺序排列的三个腧穴名。

本句最后一个字选用"扣",因为下一句开头第一个字是"合"。日常生活中,我们把箱子盖上并把上下连接的扣锁扣上,叫扣合。"扣合"一词,成为背记歌诀时连接上、下句的纽带,提示下一句开头第一个腧穴是"合谷"。

合谷阳溪偏历酒。

合谷、阳溪、偏历是继三间穴后,按顺序排列的三个腧穴名。

阳经中往往有几个阳字构成腧穴名,比如:商阳、阳溪。

本句最后一个字选用"酒",因为下一句开头第一个字是"温"。大家知道温酒斩华雄的典故。"酒温"一词,成为背记歌诀时连接上、下句的纽带,提示下一句开头第一个腧穴是"温溜"。

温溜下廉上廉手。

温溜、下廉、上廉是继偏历穴后,按顺序排列的三个腧穴名。

本句最后一个字选用"手",因为下一句开头第一个字是"手"。顶针的"手"字,成为背记歌诀时连接上、下句的纽带,可以提示下一句开头第一个腧穴是"手三里"。

手三里穴曲池肘。

手三里、曲池是继上廉穴后,按顺序排列的两个腧穴名。

本句最后一个字选用"肘",因为下一句开头第一个字是"肘"。顶针的"肘"字,成为背记歌诀时连接上、下句的纽带,可以提示下一句开头第一个腧穴是"肘髎"。

肘髎手五里穴收。

肘髎、手五里是继曲池穴后，按顺序排列的两个腧穴名。

下一句开头第一个字"臂"。我想到无论是消防车，还是大吊车，都有长长的吊臂伸缩或收放，完工后需要收臂复原。所以本句最后一个字选用"收"，"收臂"一词，成为背记歌诀时连接上、下句的纽带，可以提示下一句开头第一个腧穴是"臂臑"。

背记歌诀时连接上、下句的纽带，只在背记时达到巧记的提示作用，似一个助行器，如拐棍等，当背熟后，就可扔掉。

臂臑肩髃巨骨后。

臂臑、肩髃、巨骨是继手五里穴后，按顺序排列的三个腧穴名。

本句最后一个字选用"后"，因为下一句开头第一个字是"天"。"后天"一词，成为背记歌诀时连接上、下句的纽带，提示下一句开头第一个腧穴是"天鼎"。

天鼎扶突禾髎口。

天鼎、扶突、禾髎是继巨骨穴后，按顺序排列的三个腧穴名。

禾髎的全称：口禾髎。古人称：禾髎。现代中医为了区分三焦经的耳禾髎穴，在此称：口禾髎。我特地在"禾髎"后面添加了"口"字，既合辙押韵，又提示了是"口禾髎"。

本句最后一个字选用"口"，因为下一句开头第一个字是"迎"。"欢迎、欢迎、热烈欢迎！"都是用口说出的。提示下一句开头第一个腧穴是"迎香"。

迎香大肠二十友。

迎香穴是手阳明大肠经最后一个腧穴。

我将手阳明大肠经单侧有二十个腧穴的内容编入歌诀，达到了相关知识整体巧记的目的。

大肠经二十个腧穴，都是亲近和睦的友邦、友邻，所以收尾一字选用"友"字最为恰当。

本歌诀是以"大肠"起始，最后编入"迎香大肠二十友"一句，通过歌诀的背记，有利于加深学子对大肠经共有二十个腧穴的记忆。

第十章
巧记手少阳三焦经穴歌

手少阳三焦经穴歌（出自《医学入门》）

二十三穴手少阳，关冲液门中渚旁。

阳池外关支沟正，会宗三阳四渎长。

天井清冷渊消泺，臑会肩髎天髎堂。

天牖翳风瘈脉青，颅息角孙丝竹张。

禾髎耳门听有常。（左右四十六穴）

学子注意！《医学入门》的《手少阳三焦经穴歌》与现代中医国标中的经络走向腧穴排序有些不同。

《医学入门》：角孙→丝竹空→禾髎→耳门。

现代中医国标经络走向腧穴排序：角孙→耳门→耳禾髎→丝竹空。

应知晓的生僻字：

渚（zhǔ）：水中小块陆地。

渎（dú）：水沟，小渠，亦泛指河川。

泺（luò）：〔泺水〕水名，在中国山东省。

牖（yǒu）：窗户。

翳（yì）：用羽毛做的华盖。

瘈（chì）：〔瘈疭〕中医指手脚痉挛，口歪眼斜的症状。亦称"抽风"。

巧记手少阳三焦经穴歌

三焦少阳关冲原，液门中渚阳池关。
外关支沟会宗三，三阳络穴四渎全。
天井清冷渊穴专，消泺臑会肩髎翻。
天髎天牖翳风展，瘈脉颅息角孙穿。
耳门耳禾髎穴绢，丝竹空止二十三。

【释语】

三焦少阳关冲原。

三焦：指三焦经。少阳：手少阳。

手少阳三焦经，人们习惯简称为三焦经。本歌诀"三焦"编在前，明确是三焦经腧穴歌，同时符合人们言谈的通俗习惯。"少阳"编在后，引自《灵枢·经脉》"三焦手少阳之脉"。目的在于把第一章分离的"手少阳"，通过歌诀的方式相融合，达到循序渐进地一言"手少阳"，就能联想到"三焦经"。

"三焦少阳关冲原"，本句最后一个字选用"原"，因为"原"有最初、开始的意思，意为手少阳三焦经第一个腧穴是关冲；还因为下一句开头第一个字是"液"。原液：指没有被稀释的高纯液体。"原液"一词，成为背记歌诀时连接上、下句的纽带，可以提示下一句开头第一个腧穴是"液门"。

液门中渚阳池关。

液门、中渚、阳池是继关冲穴后，按顺序排列的三个腧穴名。

本句最后一个字选用"关"，因为下一句开头第一个字是"外"。"关外"一词，成为背记歌诀时连接上、下句的纽带，可以提示下一句开头第一个腧穴是"外关"。

外关支沟会宗三。

外关、支沟、会宗是继阳池穴后，按顺序排列的三个腧穴名。

本句最后一个字选用"三"，因为下一句开头第一个字是"三"。顶针的"三"字，成为背记歌诀时连接上、下句的纽带，可以提示下一句开头第一个腧穴是"三阳"。

三阳络穴四渎全。

三阳络、四渎是继会宗穴后，按顺序排列的两个腧穴名。

四渎：中国古代对长江、黄河、淮河、济水的合称。

本句最后一个字选用"全"，因为下一句开头第一个字是"天"。"全天"一词，成为背记歌诀时连接上、下句的纽带，为了提示下一句开头第一个腧穴是"天井"。

天井清冷渊穴专。

天井、清冷渊是继四渎穴后，按顺序排列的两个腧穴名。

冬去春来，冰消雪化，春意盎然，生机勃勃。本句最后一个字选用"专"，因为下一句开头第一个字是"消"。专与消的谐音是"专销"，况且"消"与"销"半边相同。"专销"比"传销"上口。"专消"一词，成为背记歌诀时连接上、下句的纽带，提示下一句开头第一个腧穴是"消泺"。

消泺臑会肩髎翻。

消泺、臑会、肩髎是继清冷渊穴后，按顺序排列的三个腧穴名。

本句最后一个字选用"翻"，因为下一句开头第一个字是"天"。"翻天"一词，成为背记歌诀时连接上、下句的

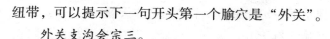

纽带，提示下一句开头第一个腧穴是"天髎"。

本经腧穴有天井、天髎、天牖，其中的天井、天髎在句首，《巧记手太阳小肠经穴歌》有天宗、天窗、天容，其中的天宗、天容在句首，几首歌诀中的句首多次出现"天"字，而连接上下句的顶针字只能用一个"天"，否则容易混淆。

为了避免与《巧记手太阳小肠经穴歌》混淆及背记的冲突，我没有用现成的天井、天髎、天牖的"天"字作为歌诀连接上、下句的纽带。因肩髎及以前的三焦经腧穴都在手和手臂上，肩髎是个转折点，其后的天髎、天牖、翳风，翻到了肩膀后的部位。所以本句我选择了"翻天"作为连接上下句的纽带。

天髎天牖翳风展。

天髎、天牖、翳风是继肩髎穴后，按顺序排列的三个腧穴名。

本句最后一个字选用"展"，因为下一句开头第一个字是"瘛（chì）"，二字相连谐音是"展翅"。"展翅"一词，成为背记歌诀时连接上、下句的纽带，提示下一句第一个腧穴是"瘛脉"。

瘛脉颅息角孙穿。

瘛脉、颅息、角孙是继翳风穴后，按顺序排列的三个腧穴名。

本句最后一个字选用"穿"，因为下一句开头第一个字是"耳"。穿耳：妇女妆饰习俗，在耳垂上穿上孔，以佩耳环、珠玉等。"穿耳"一词，成为背记歌诀时连接上、下句的纽带，提示下一句第一个腧穴是"耳门"。

耳门耳禾髎穴绢。

耳门、耳禾髎是继角孙穴后，按顺序排列的两个腧穴名。

本句最后一个字选用"绢"，因为下一句开头第一个字是"丝"。绢丝是一种高级纺织产品，光泽润美，手感柔和。"绢丝"一词，成为背记歌诀时连接上、下句的纽带，为了提示下一句开头第一个腧穴是"丝竹空"。

丝竹空止二十三。

丝竹空是最后一个腧穴，手少阳三焦经共二十三穴。

在这首《巧记手少阳三焦经穴歌》中，三阳络、清冷渊、耳禾髎、丝竹空四个腧穴名称，都用了全称。

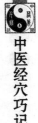

第十一章
巧记手太阳小肠经穴歌

手太阳小肠经穴歌（出自《医学入门》）

手太阳穴一十九，少泽前谷后溪薮。

腕骨阳谷养老绳，支正小海外辅肘。

肩贞臑俞接天宗，髎外秉风曲垣首。

肩外俞连肩中俞，天窗乃与天容偶。

锐骨之端上颧髎，听宫耳前珠上走。

（左右三十八穴）

我认为"经穴歌"不是具体的"分寸歌"，所以《医学入门》歌诀中的"外辅肘""之端上""耳前珠上走"对于学子属干扰内容。

先认识腧穴中的生僻字。

颧（quán）：〔颧骨〕眼睛下边两腮上面的颜面骨。

垣（yuán）：矮墙，墙：短垣。城垣。墙垣。星的区域，古代把众星分为上、中、下三垣。

巧记手太阳小肠经穴歌

小肠太阳少泽前，前谷后溪腕骨绵。
阳谷养老支正变，小海肩贞臑俞天。
天宗秉风曲垣肩，肩外肩中天窗连。
天容颧髎听宫全，小肠十九巧记完。

【释语】

小肠太阳少泽前。

小肠：指小肠经。太阳：指手太阳。

手太阳小肠经，人们习惯简称为小肠经。本歌诀"小肠"编在前，明确是小肠经腧穴歌，同时符合人们言谈的通俗习惯。"太阳"编在后，引自《灵枢·经脉》"小肠手太阳之脉"。目的在于把第一章分离的"手太阳"，通过歌诀的方式相融合，达到循序渐进地一言"手太阳"，就能联想到"小肠经"。

本句最后一个字选用"前"，因为下一句开头第一个字是"前"。顶针的"前"字，成为背记歌诀时连接上、下句的纽带，可以提示下一句开头第一个腧穴是"前谷"。

前谷后溪腕骨绵。

前谷、后溪、腕骨是少泽穴后，按顺序排列的三个腧穴名。

腕骨：构成手腕的骨头，每只手有八块。《医宗金鉴·正骨心法要旨·腕骨》："腕骨，即掌骨，乃五指之本节也……以其能宛屈上下，故名曰腕。"

这八块手腕的骨头，通过肌腱的连接一定要像丝绵那样柔韧，一但受伤肿胀等，就变得僵硬了。

绵阳：一名因城市地处绵山之南，民国二年按"山南水北"为"阳"的古义，故名绵阳。

下一句开头第一个字是"阳"。"绵阳"一词，成为背记歌诀时连接上、下句的纽带，可以提示下一句开头第一个腧穴是"阳谷"。

阳谷养老支正变。

阳谷、养老、支正是继腕骨穴后，按顺序排列的三个腧穴名。

本句最后一个字选用"变"，因为下一句开头第一个字是"小"。"变小"一词，成为背记歌诀时连接上、下句的纽带，可以提示下一句开头第一个腧穴是"小海"。

小海肩贞臑俞天。

小海、肩贞、臑俞是继支正穴后，按顺序排列的三个腧穴名。

本句最后一个字选用"天"，因为下一句开头第一个字是"天"。顶针的"天"字，成为背记歌诀时连接上、下句的纽带，可以提示下一句开头第一个腧穴是"天宗"。

天宗秉风曲垣肩。

天宗、秉风、曲垣是继臑俞穴后，按顺序排列的三个腧穴名。

本句最后一个字选用"肩"，因为下一句开头第一个字是"肩"。顶针的"肩"字，成为背记歌诀时连接上、下句的纽带，提示下一句开头第一个腧穴是"肩外"。

肩外肩中天窗连。

肩外、肩中、天窗是继曲垣穴后，按顺序排列的三个腧穴名。

下一句开头第一个字是"天"，前面已经用过"天"字，况且"肩外"与"肩中"两穴相连，"天窗"与"天容"两穴相连，所以选择了"连"字。"连天"一词，成为背记歌诀时连接上、下句的纽带，可以提示下一句开头第一个腧穴是"天容"。

天容颧髎听宫全。

天容、颧髎、听宫是继天窗穴后，按顺序排列的三个腧穴名。

本句最后一个字选用"全"，至此十九个腧穴已编全。

小肠十九巧记完。

手太阳小肠经十九个腧穴名称，已巧记完。

本歌诀是以"小肠"起始，最后编入"小肠十九巧记完"一句，通过歌诀的背记，有利于加深学子对小肠经共有十九个腧穴的记忆。

第十二章

巧记寸口诊脉定位歌

切脉又称脉诊、诊脉、按脉、持脉，属诊查脉象的方法。

切脉是汉族独创的诊法，近代以来西医看病习惯用听诊器，而两千多年来中医传承脉诊，具备完整的理论体系。即用手指按脉，根据脉象来诊断疾病。

前面的歌诀内容较长，习中医叩门知识亦需要适度调节，故本章内容相对轻松些。

古代有三部九候的遍诊法，人迎、寸口、趺阳三部诊法，其中颈部的人迎、足部的趺阳诊法早已失传。后世则以寸口诊法为主，切脉的常见部位是手腕部的桡动脉。

寸口脉诊法中三个诊脉部位：腕端为寸，中间为关，肘端为尺。三部的脉搏，分别称寸脉、关脉、尺脉。在寸口的寸、关、尺三部，每部各以轻、中、重指力按脉，分别称为浮、中、沉三种不同指力的脉诊，合为三部九候。

宋代施桂堂《察病指南·三部九候》中有："三部者。上中下。即寸关尺也。每部三候。各自分天人地。"

左手寸脉、关脉、尺脉分别对应心、肝、肾，右手寸脉、关脉、尺脉分别对应肺、脾、命门。

我把上面的重点内容融会贯通，创编了《巧记寸口诊脉定位歌》。

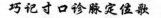

巧记寸口诊脉定位歌

左手心肝肾，右手肺脾门。
三部寸关尺，九候浮中沉。

在此歌诀里，"门"指命门。

肾、门、沉三者合辙押韵，按照诗词格律，第三句可以不押韵。

具体脉诊需要以师带徒，手把手地传授心得。

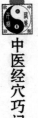

第十三章

巧记足太阴脾经穴歌

足太阴脾经穴歌（出自《医学入门》）

二十一穴脾中州，隐白在足大趾头。

大都太白公孙盛，商丘三阴交可求。

漏谷地机阴陵穴，血海箕门冲门开。

府舍腹结大横排，腹哀食窦连天溪。

胸乡周荣大包随。（左右四十二穴）

我认为其歌诀中的"中州"与"在足大趾头"，都应属于腧穴分寸歌诀里的内容，不如把"足太阴"编入歌诀里。

《医学入门》在中医教学上非常有名，虽然古人通晓诗词歌赋，但该歌诀中用了"头、开、溪、随"四个韵，说明自古编写中医歌诀就很难。

巧记足太阴脾经穴歌

脾经太阴隐白出，大都太白公孙富。

商丘三阴交漏谷，地机阴陵泉穴补。

血海箕门冲门府，府舍腹结大横肚。

腹哀食窦天溪护，胸乡周荣大包住。

脾经二十一穴腧。

【释语】

脾经太阴隐白出。

足太阴脾经，但人们习惯简称为脾经。本歌诀"脾经"编在前，明确是脾经腧穴歌，同时符合人们言谈的通俗习惯。"太阴"编在后，引自《灵枢·经脉》"脾足太阴之脉"。目的在于把第一章分离的"足太阴"，通过歌诀的方式相融合，达到循序渐进地一言"足太阴"，就能联想到"脾经"。

隐白出：即脾经第一个腧穴是隐白穴。

大都太白公孙富。

大都、太白、公孙是继隐白穴后，按顺序排列的三个腧穴名。

本句最后一个字选用"富"，因为下一句开头第一个字是"商"。"富商"一词，成为背记歌诀时连接上、下句的纽带，提示下一句开头第一个腧穴是"商丘"。

商丘三阴交漏谷。

商丘、三阴交、漏谷是继公孙穴后，按顺序排列的三个腧穴名。

因为用了三阴交全称且漏谷押韵，正好七个字，不能添加任何字。

最后一个是"谷"，下一句开头第一个字是"地"。"谷地"一词，成为背记歌诀时连接上、下句的纽带，提示下一句开头第一个腧穴是"地机"。

地机阴陵泉穴补。

地机、阴陵泉是继漏谷穴后，按顺序排列的两个腧穴名。

本句最后一个字选用"补"，因为下一句开头第一个字是"血"。"补血"一词，成为背记歌诀时连接上、下句的纽带，提示下一句开头第一个腧穴是"血海"。

　　血海箕门冲门府。

　　血海、箕门、冲门是继阴陵泉穴后，按顺序排列的三个腧穴名。

　　本句最后一个字选用"府"，因为下一句开头第一个字是"府"。顶针的"府"字，成为背记歌诀时连接上、下句的纽带，提示下一句开头第一个腧穴是"府舍"。

　　府舍腹结大横肚。

　　府舍、腹结、大横是继冲门穴后，按顺序排列的三个腧穴名。

　　下一句开头第一个字是"腹"，但本句最后一个字不宜选用"腹"，因为上句的最后一个字是"府"。"腹"与"府"字音相近，则可能在背记时产生混淆，同时还要整体考虑歌诀的平仄，故本句最后一个字选用"肚"。"肚"就是"腹"，还有"杜甫"的谐音，可以成为背记歌诀时连接上、下句的纽带，提示下一句开头第一个腧穴是"腹哀"。

　　腹哀食窦天溪护。

　　腹哀、食窦、天溪是继大横穴后，按顺序排列的三个腧穴名。

　　本句最后一个字选用"护"，因为下一句开头第一个字是"胸"。"护胸"一词，成为背记歌诀时连接上、下句的纽带，提示下一句开头第一个腧穴是"胸乡"。

　　胸乡周荣大包住。

　　胸乡、周荣、大包是继天溪穴后，按顺序排列的三个腧穴名。

　　住：指停、止。大包住：即脾经腧穴止于大包穴。

脾经二十一穴腧。

把脾经共有二十一个腧穴编入歌诀，达到整体巧记的目的。

本歌诀是以"脾经"起始，最后编入"脾经二十一穴腧"一句，通过歌诀的背记，有利于加深学子对脾经共有二十一个腧穴的记忆。

第十四章
巧记足厥阴肝经穴歌

足厥阴肝经穴歌（出自《医学入门》）

一十三穴足厥阴，大敦行间太冲侵。

中封蠡沟中都近，膝关曲泉阴包临。

五里阴廉羊矢穴，章门常对期门深。

（左右二十六穴）

请学子注意！

《医学入门》中的《足厥阴肝经穴歌》中有"羊矢穴"，现代中医国标叫"急脉"穴。

我反复数歌中的腧穴，也是十四穴！怎么是"一十三穴足厥阴""左右二十六穴"哪？！

先知晓歌诀中的生僻字：

蠡（lǐ）：虫蛀木，引申为器物经久磨损要断的样子。

巧记足厥阴肝经穴歌

肝经厥阴大敦起，行间太冲中封蠡。

蠡沟中都膝关曲，曲泉阴包足五里。

阴廉急脉章门期，期门十四全记齐。

歌诀断句后，我发现有三个腧穴名称蠡沟、曲泉、期门，其第一个字蠡、曲、期的韵母相同，以此为韵母，可作为下一句的提示字。

【释语】

肝经厥阴大敦起。

足厥阴肝经，人们习惯简称为肝经。本歌诀"肝经"编在前，明确是肝经腧穴歌，同时符合人们言谈的通俗习惯。"太阴"编在后，引自《灵枢·经脉》"肝足厥阴之脉"。目的在于把第一章分离的"足厥阴"，通过歌诀的方式相融合，达到循序渐进地一言"足厥阴"，就能联想到"肝经"。

大敦起：指足厥阴肝经第一个腧穴起于大敦。

本句最后一个字选用"起"，因为下一句开头第一个字是"行"。"肝经厥阴大敦起"，即谐音"大蹲起"后，则开始"行"走，就提示了下一个腧穴是"行间"。

行间太冲中封蠡。

行间、太冲、中封是继大敦穴后，按顺序排列的三个腧穴名。

本句最后一个字选用"蠡"，因为下句第一个字也是"蠡"。顶针的"蠡"字，成为背记歌诀时连接上、下句的纽带，可以提示下一句第一个腧穴是"蠡沟"。

蠡沟中都膝关曲。

蠡沟、中都、膝关是继中封穴后，按顺序排列的三个腧穴名。

本句最后一个字选用"曲"，因为下句第一个字也是"曲"。顶针的"曲"字，成为背记歌诀时连接上、下句的纽带，可以提示下一句第一个腧穴是"曲泉"。

曲泉阴包足五里。

曲泉、阴包、足五里是继膝关穴后，按顺序的三个腧穴名。

三个腧穴名已经有七个字，不能添加任何字了，而足五里腧穴名正好押韵。中医认为外为阳，里为阴，因此可以提示下一句第一个腧穴是"阴廉"。

阴廉急脉章门期。

阴廉、急脉、章门是继足五里穴后，按顺序排列的三个腧穴名。

本句最后一个字选用"期"，因为下句第一个字也是"期"。顶针的"期"字，成为背记歌诀时连接上、下句的纽带，提示章门下一句第一个腧穴是"期门"。

期门十四全记齐。

最后一句只有期门一个腧穴，因此将足厥阴肝经十四个腧穴的数目编入。

足厥阴肝经大敦、行间、太冲、中封、蠡沟、中都、膝关、曲泉、阴包、足五里、阴廉、急脉、章门、期门，共计十四个腧穴已全部编入。

第十五章
巧记足少阴肾经穴歌

足少阴肾经穴歌（出自《医学入门》）

足少阴穴二十七，涌泉然谷太溪溢。

大钟水泉通照海，复溜交信筑宾实。

阴谷膝内跗骨后，以上从足走至膝。

横骨大赫联气穴，四满中注肓俞脐。

商曲石关阴都密，通谷幽门寸半辟。

折量腹上分十一，步廊神封膺灵墟。

神藏或中俞府毕。（左右五十四穴）

我认为该《医学入门·足少阴肾经穴歌》的"膝内跗骨后，以上从足走至膝……寸半辟。折量腹上分十一"的表述，属于"分寸歌"的内容，一半腧穴歌与一半分寸歌混淆，不利于初学者入门学习中医常识，增加了背记的困难。

巧记足少阴肾经穴歌

肾经少阴腧穴吟，涌泉然谷太溪真，
大钟水泉照海心，复溜交信筑宾阴，
阴谷横骨大赫顺，气穴四满中注春，
肓俞商曲石关寸，阴都通谷幽门进，
步廊神封灵墟神，神藏或中俞府存，
二十七穴属于肾，肾为先天足少阴。

【释语】

肾经少阴腧穴吟。

足少阴肾经，人们习惯简称为肾经。本歌诀"肾经"编在前，明确是肾经腧穴歌，同时符合人们言谈的通俗习惯。"少阴"编在后，引自《灵枢·经脉》"肾足少阴之脉"。目的在于把第一章分离的"足少阴"，通过歌诀的方式相融合，达到循序渐进地一言"足少阴"，就能联想到"肾经"。

第一个腧穴是足底的涌泉穴。涌泉奔流不息的涌动，人才能健康。

下一句开头第一个字是"涌"，故本句最后一个字选用"吟"。吟与涌的谐音是吟咏。吟咏：指吟咏歌唱。

肾经少阴腧穴吟：不仅是肾经腧穴，中医歌诀，我也希望均以吟咏、歌唱等方式流传诵读。

"吟咏"一词，成为背记歌诀时连接上、下句的纽带，提示下一句开头第一个腧穴是"涌泉"。

涌泉然谷太溪真。

涌泉、然谷、太溪是顺序排列的三个腧穴名。

本句最后一个字选用"真"，因为下一句开头第一个字是"大"，通俗易懂的"真大"一词，成为背记歌诀时连接上、下句的纽带，提示下一句开头第一个腧穴是"大钟"。

大钟水泉照海心。

大钟、水泉、照海是继太溪穴后，按顺序排列的三个腧穴名。

本句最后一个字选用"心"，因为下一句开头第一个字是"复"。"复"与"腹"同音。"心腹"一词，成为背记歌诀时连接上、下句的纽带，提示下一句开头第一个腧穴是"复溜"。

复溜交信筑宾阴。

复溜、交信、筑宾是继照海穴后，按顺序排列的三个腧穴名。

本句最后一个字选用"阴"，因为下一句开头第一个字是"阴"。顶针的"阴"字，成为背记歌诀时连接上、下句的纽带，提示下一句开头第一个腧穴是"阴谷"。

阴谷横骨大赫顺。

阴谷、横骨、大赫是继筑宾穴后，按顺序的三个腧穴名。

本句最后一个字选用"顺"，因为下一句开头第一个字是"气"。"顺气"一词，成为背记歌诀时连接上、下句的纽带，提示下一句开头第一个腧穴是"气穴"。

气穴四满中注春。

气穴、四满、中注是继大赫穴后，按顺序排列的三个腧穴名。

本句最后一个字选用"春"，因为下一句开头第一个字是"肓"。"肓"与"荒"同音。"春荒"一词，成为背记歌诀时连接上、下句的纽带，提示下一句开头第一个腧穴是"肓俞"。

肓俞商曲石关寸。

肓俞、商曲、石关是继中注穴后，按顺序排列三个腧穴名。

元代同恕《送陈嘉会》诗："尽欢菽水晨昏事，一寸光阴一寸金。"唐代王贞白《白鹿洞二首》："读书不觉已春深，一寸光阴一寸金。"上面的诗句演变成俗语："一寸光阴一寸金，寸金难买寸光阴。"

下一句开头第一个字是"阴"，故本句最后一个字选用"寸"。"寸阴"成为背记歌诀时连接上、下句的纽带，提示下一句开头第一个腧穴是"阴都"。

阴都通谷幽门进。

阴都、通谷、幽门是继石关穴后，按顺序排列的三个腧穴名。

下一句开头第一个字是"步"，故本句最后一个字选用"进"。"进步"一词，成为背记歌诀时连接上、下句的纽带，提示下一句开头第一个腧穴是"步廊"。

幽门不仅是肾经的腧穴名称，还是解剖学中的一个名词。胃的上口叫贲门，胃的下口叫幽门。饮食经胃消化后，必须进入并通过"幽门"才能入肠道。

步廊神封灵墟神。

步廊、神封、灵墟是继幽门穴后，按顺序排列的三个腧穴名。

本句最后一个字选用"神"，因为下一句开头第一个字是"神"。顶针的"神"字，成为背记歌诀时连接上、下句的纽带，提示下一句开头第一个腧穴是"神藏"。

神藏彧中俞府存。

彧（yù）：指有文采。

俞是多音字，在此发音同腧。

神藏、彧中、俞府是继神藏穴后，按顺序排列的三个腧穴名。

至此，足少阴肾经共二十七个穴位均已编入，但本句最后一字不宜用"尽"，因为第八句编为"阴都通谷幽门进"，故本句编为"神藏彧中俞府存"。

二十七穴属于肾。

足少阴肾经共二十七个腧穴。

编入这一句，通过歌诀的背记，有利于学子对肾经共有二十七个腧穴的深刻记忆。

本句最后一个编为"肾"，因为下一句开头第一个字是"肾"，顶针的"肾"字，成为背记歌诀时连接上、下句的纽带，提示下一句开头，第一个字是"肾"。并且我将《巧记足少阳胆经穴歌》最后编为"四十四穴属于胆"与"二十七穴属于肾"正好遥相呼应。

肾为先天足少阴。

十一句不利于背记，故又添加了本句。本歌诀是以"肾经"起始，最后编入此一句，把肾为先天之本及肾经属于足少阴的理论编入了其中。

我认为肾经的腧穴命名，使人有玄通玄秘的感觉，似乎到了另一个"世界"。

中医认为肾为先天之本，从受精卵的细胞，发育十月成鲜活的人，自有玄妙的传代之道。

涌泉、然谷、太溪、大钟、水泉、照海、复溜、交信、筑宾、阴谷、横骨、大赫、气穴、四满、中注、肓俞、商曲、石关、阴都、通谷、步幽、步廊、神封、灵墟、神藏、彧中、俞府。肾经的腧穴名称我有感遐思，先用《万用字典》查找几个字意。

钟：古代器名，一种圆形铜壶。中国古代计量单位，春秋时齐国以十釜为"钟"。

溜：指光滑、平滑、溜圆、溜光。

赫：红如火烧，泛指红色。

注：灌进去、注入。

墟：有人住过而现已荒废的地方。

彧：指有文采、茂盛。

肾为先天之本，在"少阴"处，不断地奔涌出生命之泉。

涌出的生命之泉，过"然谷"，汇于"太溪"。

"太溪"处，有一古代计量单位的"大钟"，记录着生命之泉的能量，即流量。

泉水继续流淌到"照海"，在"照海"处，沉淀形成流光溢彩的"复溜"层。生命之泉继续前行，经"交信"，过"筑宾"，入"阴谷"，遇"横骨"，在巨大的红如火烧的"大赫"处，形成升腾的"气穴"，这种升腾之气在"四满"处四面充满，继而从"中注"灌入到"肓俞"之地。

生命之泉继续前行绕"商曲"，过"石关"，达到了"阴都"。

进入"阴都"这个大都市后，通过"通谷"进入了"幽门"，流经长长的"步廊"，继续前行到了曾被"神封"

的"灵墟"之地，其是"神藏"之所。生命之泉通过芳草茂盛的"彧中"，到达了著名的"俞府"。

对于相对较长的中医歌诀，配上美妙之曲，将调动左右大脑，以最快的方式记住，并终生难忘！

我提倡将中医歌诀谱曲，通过传唱，达到普及、巧记中医学知识的效果。

我建议拟定的谱曲，其曲调不宜曲高和寡，按照适合大众的风格，易于普及传唱，曲调还需通俗优美。

《巧记足少阴肾经穴歌》，可以稍事改编电影《马路天使》中插曲，贺绿汀作曲，周璇原唱的《四季歌》曲调，进行配曲，利于记忆。

第一段：

　　　　肾经少阴腧穴吟，涌泉然谷太溪真，

　　　　大钟水泉照海心，复溜交信筑宾阴。

第二段：

　　　　阴谷横骨大赫顺，气穴四满中注春，

　　　　肓俞商曲石关寸，阴都通谷幽门进。

第三段：

　　　　步廊神封灵墟神，神藏彧中俞府存，

　　　　二十七穴属于肾，肾为先天足少阴。

结尾：

二十七穴属于肾，肾为先天，足…少…阴……

第十六章

巧记八会穴歌

八会穴：是指脏、腑、气、血、筋、脉、骨、髓的精气会聚之处，共八穴。明代徐凤编著的《针灸大全·标幽赋》中关于八会穴的论述："八会者，血会膈俞，气会膻中，脉会太渊，筋会阳陵泉，骨会大杼，髓会绝骨，脏会章门，腑会中脘也。"

北京中医药大学针推系出版的《针灸经络腧穴歌诀白话解》一书中，选编了原载于《针灸聚英》的《八会穴歌》，并说明：八会穴首见于《难经·四十五难》。八会穴擅长治疗与脏、腑、气、血、筋、脉、骨、髓分别相关的疾病，如腹病取中脘，气病取膻中等。另外，在《难经·四十五难》中指出"热病在内者，取会之穴也"，说明八会穴还可治疗脏器组织的热病。在临床，八会穴常与郄穴配合应用。

《八会穴歌》（出自《针灸聚英》）

脏会章门腑中脘，髓筋骨绝阳陵泉。

骨会大杼脉太渊，血会膈俞气膻中。

【白话解】五脏之会为章门穴；六腑之会为中脘穴；髓之会为绝骨（即悬钟）穴；筋之会为阳陵泉；骨之会为大杼；脉之会为太渊；血之会为膈俞；气之会为膻中。

这首歌诀中"髓筋骨绝阳陵泉"一句，对于初学者来讲，不够通俗易懂。并且最后一句以"膻中"结尾不押韵。

我发现八个穴名中，各有两组三个韵母相同。分别是：俞、杼、骨与脘、渊、泉。故认为还是用脘、渊、泉作韵母编写更佳。改编后我发觉"脏会章门腑中脘"一句与原歌诀相同，也算暗合有序传承。

巧记八会穴歌

气会膻中八会编，血会膈俞脉太渊。

脏会章门腑中脘，骨会大杼筋阳泉。

髓会绝骨疗效显。

【释语】

本歌诀共五句，每句第二个字都是"会"字，最后一字全部押韵，并且以"气血""脏腑""骨髓"作为关键词，形成提纲挈领的巧记方法。

七言的中医歌诀，每句前面四个字在第二个字编入"会"字，提示后三个字的内容省略了一个"会"字。

气会膻中八会编。

我把"气"编在第一句，是因为中医言：气行则血行，气滞则血瘀，气为血之帅，可见"气"对人体的重要性。

气会膻中：人身之气会聚于膻中。

膻中穴属任脉，在人体正面中线两乳头连线之中点，再严谨些，如果老年时女性乳房下坠，应是未下坠前两乳头连线之中点。

　　"膻"字是多音字，与檀或擅不好分辨。特别是许多中医界人士在一些电视讲堂中读作"坛"，也有读作"山"。原因是《新华字典》中"膻"字解释不全。《康熙字典》里记载"膻"字，读作"诞"。膻中指穴名。

　　"八会编"三个字，提示本歌诀编写的是八会穴歌。骨、髓、气、血、脏、腑、筋、脉的精气分别会聚于八个腧穴。

　　血会膈俞脉太渊。

　　人们常言，血脉相连。血脉不可分，有血液的流动，必有脉搏的跳动。把血脉编在这一句里，就是利用血脉不可分的联想，达到巧记的目的。

　　血会膈俞：血之精气会聚于膈俞。

　　膈俞穴属膀胱经，在人体背部第7脊椎棘突下缘，距中线1.5寸的两侧线上，成对排列。

　　脉太渊：全身之脉会聚于太渊。

　　太渊穴属肺经，在腕掌侧横纹桡侧，桡动脉搏动处，即手腕切脉寸、关、尺的寸处。

　　脏会章门腑中脘。

　　我们知道脏腑密不可分，因此把脏腑编在这一句里，利用脏腑不可分的联想，达到巧记的目的。

　　脏会章门：五脏之精气会聚于章门穴。

　　章门穴属肝经，在两侧腹部，当第11肋游离端的下方。章门穴是三十六个死穴之一。章门被击中，十人九人亡。

腑中脘：六腑之精气会聚于中脘穴。

中脘穴属任脉，在上腹部前正中线上，当脐中上4寸。

骨会大杼筋阳泉。

俗话说：打断骨头连着筋。筋骨常组词在一起，因此把筋骨编在一句里，利用筋骨相连，达到巧记的目的。

骨会大杼：全身骨之精气会聚于大杼。

大杼穴属膀胱经，在人体背部第一脊椎棘突下缘，距督脉中线1.5寸的两侧线上，成对排列。

筋阳泉：筋之精气会聚于阳陵泉。

阳泉：指阳陵泉。因为有阴陵泉，所以不宜用"陵泉"两字。阳陵泉穴属胆经，在小腿外侧，当腓骨小头前下方凹陷处。

本句骨在前，筋在后，可以用谐音"古今"巧记。另有两个原因：一是"筋阳泉"合辙押韵，故筋在后；二是首字"骨"提示对应的下句首字为"髓"。

髓会绝骨疗效显。

髓会绝骨：髓之精气会聚于绝骨。

绝骨穴又叫悬钟穴，属胆经，在小腿外侧，当外踝尖上3寸，腓骨前缘。

疗效显：指八会穴与气、血、脉、脏、腑、骨、筋、髓关系密切，治疗所属领域疾病疗效显著。

《巧记八会穴歌》虽然比《针灸聚英》中的歌诀多一句，但把八个会穴的数量及疗效显著的内容直接编入歌诀中，达到前后融会贯通，关键字提纲挈领联想巧记，一旦记住终生难忘。

第十七章

巧记足阳明胃经穴歌

足阳明胃经穴歌（出自《医学入门》）

四十五穴足阳明，头维下关颊车停。

承泣四白巨髎经，地仓大迎对人迎。

水突气舍连缺盆，气户库房屋翳屯。

膺窗乳中延乳根，不容承满梁门起。

关门太乙滑肉门，天枢外陵大巨存。

水道归来气冲穴，髀关伏兔走阴市。

梁丘犊鼻足三里，上巨虚连条口位。

下巨虚跳上丰隆，解溪冲阳陷谷中。

内庭历兑经穴终。（左右共九十穴）

《医学入门》与《针灸大成》里的中医歌诀相同，流传至今，功不可没！该歌诀中用了"停、屯、起、市、位、中"六个韵，说明自古编写中医歌诀就很难！

注意！此《足阳明胃经穴歌》的部分腧穴顺序与现代中医国标不符。

《足阳明胃经穴歌》：头维→下关→颊车→承泣→四白→巨髎→地仓→大迎→人迎。

现代中医国标：承泣→四白→巨髎→地仓→大迎→颊车→下关→头维→人迎。

巧记巧记足阳明胃经穴歌

胃经阳明经脉继，承泣四白巨髎地。
地仓大迎颊车皮，下关头维人迎雨。
水突气舍缺盆气，气户库房屋翳育。
膺窗乳中乳根极，不容承满梁门闭。
关门太乙滑肉西，天枢外陵大巨渠。
水道归来气冲髀，髀关伏兔阴市提。
梁丘犊鼻足三里，上巨虚穴条口挤。
下巨虚反丰隆递，解溪冲阳陷谷区。
内庭厉兑巧背记，胃经四十五穴齐。

【释语】

胃经阳明经脉继。

足阳明胃经，人们习惯简称为胃经。本歌诀"胃经"
编在前，明确是胃经腧穴歌，同时符合人们言谈的通俗习
惯。"阳明"编在后，引自《灵枢·经脉》"胃足阳明之
脉"。目的在于把第一章分离的"足阳明"，通过歌诀的方
式相融合，达到循序渐进地一言"足阳明"，就能联想到
"胃经"。

本句最后一个字选用"继"，因为下一句开头第一个字
是"承"。"继承"一词，成为背记歌诀时连接上、下句的
纽带，提示下一句开头第一个腧穴是"承泣"。

承泣四白巨髎地。

承泣、四白、巨髎是按顺序排列的三个腧穴名。

本句最后一个字选用"地"，因为下一句开头第一个字
是"地"。顶针的"地"字，成为背记歌诀时连接上、下
句的纽带，提示下一句开头第一个腧穴是"地仓"。

地仓大迎颊车皮。

地仓、大迎、颊车是继巨髎穴后，按顺序排列的三个腧穴名。

下一句开头第一个字是"下"，故本句最后一个字选用"皮"，从承泣、四白、巨髎，到地仓、大迎、颊车的穴位，都是在面部的皮下。"皮下"一词，成为背记歌诀时连接上、下句的纽带，提示下一句开头第一个腧穴是"下关"。

下关头维人迎雨。

下关、头维、人迎是继颊车穴后，按顺序排列的三个腧穴名。

下一句开头第一个字是"水"，故本句最后一个字选用"雨"。"雨水"一词，成为背记歌诀时连接上、下句的纽带，提示下一句开头第一个腧穴是"水突"。

水突气舍缺盆气。

水突、气舍、缺盆是继人迎穴后，按顺序排列的三个腧穴名。

本句最后一个字选用"气"，因为下一句开头第一个字是"气"，顶针的"气"字，成为背记歌诀时连接上、下句的纽带，提示下一句开头第一个腧穴是"气户"。

气户库房屋翳育。

气户、库房、屋翳是继缺盆穴后，按顺序排列的三个腧穴名。

本句最后一个字选用"育"，因为下一句开头第一个字是"膺"。"育"与"膺"的谐音是"育婴"，可以成为背记歌诀时连接上、下句的纽带，提示下一句开头第一个腧穴是"膺窗"。

膺窗乳中乳根极。

膺窗、乳中、乳根是继屋翳穴后，按顺序排列的三个腧穴名。

下一句开头第一个字是"不"，故本句最后一个字选用"极"。"极不"一词，成为背记歌诀时连接上、下句的纽带，提示下一句开头第一个腧穴是"不容"。

不容承满梁门闭。

不容、承满、梁门是继乳根穴后，按顺序排列的三个腧穴名。

下一句开头第一个字是"关"，故本句最后一个字选用"闭"。"闭关"一词，成为背记歌诀时连接上、下句的纽带，提示下一句开头第一个腧穴是"关门"。

关门太乙滑肉西。

关门、太乙、滑肉是继梁门穴后，按顺序排列的三个腧穴名。

滑肉：指滑肉门。

本句最后一个字选用"西"，因为下一句开头第一个字是"天"。"西天"一词，成为背记歌诀时连接上、下句的纽带，提示下一句开头第一个腧穴是"天枢"。

天枢外陵大巨渠。

天枢、外陵、大巨是继滑肉门穴后，按顺序排列的三个腧穴名。

下一句开头第一个字是"水"，我选择了本句最后一个字选用"渠"。大巨穴后是水道穴，"渠"字里有"巨"也有"水（氵）"，可从字形上将上下两字联系起来。同时，"渠水"一词，也成为背记歌诀时连接上、下句的纽带，提示下一句开头第一个腧穴是"水道"。

水道归来气冲髀。

髀（bì）：大腿，亦指大腿骨。

水道、归来、气冲是继大巨穴后，按顺序排列的三个腧穴名。

本句最后一个字选用"髀",因为下一句开头第一个字是"髀"。顶针的"髀"字,成为背记歌诀时连接上、下句的纽带,提示下一句开头第一个腧穴是"髀关"。

髀关伏兔阴市提。

髀关、伏兔、阴市是继气冲穴后,按顺序排列的三个腧穴名。

下一句开头第一个字是"梁",故本句最后一个字选用"提"。"提梁"一词,成为背记歌诀时连接上、下句的纽带,提示下一句开头第一个腧穴是"梁丘"。

梁丘犊鼻足三里。

梁丘、犊鼻、足三里是继梁阴市后,按顺序排列的三个腧穴名。

足三里正好押韵。本句最后一个字正好用"里"。下一句开头第一个字是"上",中国人讲礼尚往来,"里上"与"礼尚"谐音相同,提示下一句开头第一个腧穴是"上巨虚"。

上巨虚穴条口挤。

上巨虚、条口是继梁丘穴后,按顺序排列的两个腧穴名。

下一句开头第一个字是"下",我选择了"挤"字。挤:有许多人或物紧紧挨着,拥挤的意思。"条口"配"挤"字,因为在条口穴外侧旁边,还平行挤着丰隆穴。"挤下"一词含义是经络继续往下行,同时提示下一句开头第一个腧穴是"下巨虚"。

下巨虚反丰隆递。

下巨虚、丰隆是继条口穴后,按顺序排列的两个腧穴名。

歌诀编写中，一般三个字的腧穴名称后，我都添加"穴"字，但"下巨虚"后我特地添加了"反"字。"反"字有翻转、颠倒的意思。足阳明胃经总体从上往下，但经络运行在条口、下巨虚后，反过头上来在条口穴外侧旁边，还平行挤着一个丰隆穴。"条口"配"挤"字，"下巨虚"配"反"字，提示了足阳明胃经在此独特的运行轨迹。

故本句最后一个字选用"递"，因为下一句开头第一个字是"解"。前面已经有"足三里"了，故本句不宜再用"理解"一词。

递解：封建时代的法制名称，指押往远处的犯人，由沿途各官衙派差役，一站转一站地轮番押送。《水浒传》中就常有"递解"一词。递，一个接一个的意思。

丰隆配递解的"递"，还有从丰隆穴到下一个解溪穴相对较远的含义。

"递解"一词，成为背记歌诀时连接上、下句的纽带，提示下一句开头第一个腧穴是"解溪"。

解溪冲阳陷谷区。

解溪、冲阳、陷谷是继丰隆穴后，按顺序排列的三个腧穴名。

下一句开头第一个字是"内"。谷，有山地中的槽形凹地，即山谷、河谷的含义。无论山谷，还是河谷，都在一定的区域内，故本句最后一个字用"区"。"区内"一词，成为背记歌诀时连接上、下句的纽带，提示下一句开头第一个腧穴是"内庭"。

内庭厉兑巧背记。

内庭、厉兑是继陷谷穴后，按顺序排列的最后两个腧穴名。

至此，胃经四十五个腧穴名称已经编写齐全了。中医歌诀需要背记，而且不是死记硬背，故此编为"巧背记"。

胃经四十五穴毕。

毕：结束。

本歌诀是以"胃经"起始，最后编入"胃经四十五穴毕"一句，通过歌诀的背记，有利于加深学子对胃经共有四十五个腧穴的记忆。

足太阳膀胱经腧穴名称共六十七个腧穴，当我采取分段巧记后，反而感觉比其他经络记忆相对容易。因此足阳明胃经四十五个腧穴，反而属需记忆最多的句子。

本歌诀共十八句，言称巧记，但还是要下一些功夫背诵，一旦背熟后，极难忘却。

第十八章
巧记足少阳胆经穴歌

足少阳胆经穴歌（出自《医学入门》）

少阳足经瞳子髎，四十四穴行迢迢。

听会上关颔厌集，悬颅悬厘曲鬓翘。

率谷天冲浮白次，窍阴完骨本神邈。

阳白临泣四窗辟，正营承灵脑空摇。

风池肩井渊腋部，辄筋日月京门标。

带脉五枢维道续，居髎环跳风市招。

中渎阳关阳陵穴，阳交外丘光明宵。

阳辅悬钟丘墟外，足临泣地五侠溪。

第四指端窍阴毕。（左右八十八穴）

注意！ "四窗"，可能是该书编写的笔误，应为"目窗"。

该歌诀中用了"髎、溪"两个韵。

胆经有五个带"阳"字的腧穴：阳白、阳关、阳陵、阳交、阳辅，编写中遇到其中三个腧穴阳白、阳交、阳辅在起始的第一个词，应该规避。

巧记足少阳胆经穴歌

胆经少阳身侧面，瞳子髎穴听会关。

上关颔厌悬颅悬，悬厘曲鬓率谷窜。

天冲浮白窍阴完，完骨本神阳白园。

临泣目窗正营返，承灵脑空风池肩。

肩井渊腋辄筋半，日月京门带脉端。

五枢维道居髎环，环跳风市中渎川。

膝阳关穴阳陵泉，阳交外丘光明南。

阳辅悬钟丘墟远，足临泣地五会剑。

侠溪足窍阴穴全，四十四穴属于胆。

【释语】

胆经少阳身侧面。

足少阳胆经，人们习惯简称为胆经。本歌诀"胆经"编在前，明确是胆经腧穴歌，同时符合人们言谈的通俗习惯。"太阴"编在后，引自《灵枢·经脉》"胆足少阳之脉"。目的在于把第一章分离的"足少阳"，通过歌诀的方式相融合，达到循序渐进地一言"足少阳"，就能联想到"胆经"。

身侧面：足少阳胆经循行于人体头侧、身侧、大小腿侧面，如同掌管门户开合的转轴，为人体气机升降出入之枢纽，能够调节各脏腑功能，为十二经脉系统中非常重要的部分，故中医有"少阳为枢"的说法。《黄帝内经·素问》第九篇有："凡十一脏，取决于胆也。"

瞳子髎穴听会关。

瞳子髎、听会，是按顺序排列的两个腧穴名。

本句最后一个字选用"关"，因为下一句开头第一个字是"上"。"关上"一词，成为背记歌诀时连接上、下句的纽带，提示下一句开头第一个腧穴是"上关"。

上关颔厌悬颅悬。

上关、颔厌、悬颅是继听会穴后，按顺序排列的三个腧穴名。

本句最后一个字选用"悬"，因为下一句开头第一个字是"悬"，顶针的"悬"字，成为背记歌诀时连接上、下句的纽带，提示下一句开头第一个腧穴是"悬厘"。

悬厘曲鬓率谷窜。

悬厘、曲鬓、率谷是继悬颅穴后，按顺序排列的三个腧穴名。

因为下一句开头第一个字是"天"字，本句曾经考虑最后一个字选用顶针的"天"字。无奈的冲突是《巧记手太阳小肠经穴歌》中已有"小海肩贞臑俞天，天宗秉风曲垣肩"。为了防止这两首歌诀背记时会走串，故本句最后一个字选用"窜"字。有一种爆竹叫"窜天猴"。"窜天"一词，成为背记歌诀时连接上、下句的纽带，提示下一句开头第一个腧穴是"天冲"。

天冲浮白窍阴完。

窍阴：指头窍阴。我歌诀里足窍阴用了全称，以区别头窍阴。

天冲、浮白、头窍阴是继率谷穴后，按顺序排列的三个腧穴名。

本句最后一个字选用"完"，因为下一句开头第一个字是"完"。顶针的"完"字，成为背记歌诀时连接上、下句的纽带，提示下一句开头第一个腧穴是"完骨"。

完骨本神阳白园。

完骨、本神、阳白是继头窍阴穴后，按顺序排列的三个腧穴名。

本句最后一个字选用"园"，因为下一句开头第一个字是"临"。"园临"的谐音是"园林"。"园林"一词，成为背记歌诀时连接上、下句的纽带，提示下一句开头第一个腧穴是"临泣"。

临泣目窗正营返。

临泣：指头临泣。本歌诀里足临泣用了全称，以区别头临泣。

头临泣、目窗、正营是继阳白穴后，按顺序排列的三个腧穴名。

因为下一句开头第一个字是"承"，本句最后一个字选用"返"。"返承"的谐音是"返程"。"返程"一词，成为背记歌诀时连接上、下句的纽带，提示下一句开头第一个腧穴是"承灵"。

承灵脑空风池肩。

承灵、脑空、风池是继正营穴后，按顺序排列的三个腧穴名。

本句最后一个字选用"肩"，因为下一句开头第一个字是"肩"。顶针的"肩"字，成为背记歌诀时连接上、下句的纽带，提示下一句开头第一个腧穴是"肩井"。

肩井渊腋辄筋半。

肩井、渊腋、辄筋是继风池穴后，按顺序排列的三个腧穴名。

本句最后一个字选用"半"，因为下一句开头第一个字是"日"。"半日"一词，成为背记歌诀时连接上、下句的纽带，提示下一句开头第一个腧穴是"日月"。

日月京门带脉端。

日月、京门、带脉是继辄筋穴后，按顺序排列的三个腧穴名。

带脉穴：足少阳胆经穴。在侧腹部，章门下 1.8 寸，当第 11 肋骨游离端下方垂线与脐水平线的交点上。

本句最后一个字选用"端",因为下一句开头第一个字是"五"。"端五"的谐音是"端午"。"端午"一词,成为背记歌诀时连接上、下句的纽带,提示下一句开头第一个腧穴是"五枢"。

五枢维道居髎环。

五枢、维道、居髎是继带脉穴后,按顺序排列的三个腧穴名。

本句最后一个字选用"环",因为下一句开头第一个字是"环"。顶针的"环"字,成为背记歌诀时连接上、下句的纽带,提示下一句开头第一个腧穴是"环跳"。

环跳风市中渎川。

环跳、风市、中渎是继环跳穴后,按顺序排列的三个腧穴名。

下一句开头第一个字是"膝",本句最后一个字选用"川"。中渎的"渎"指水沟,小渠,亦泛指河川。膝的谐音是"西"。"川西"一词,成为背记歌诀时连接上、下句的纽带,提示下一句开头第一个腧穴是"膝阳关"。

膝阳关穴阳陵泉。

膝阳关、阳陵泉是继中渎穴后,按顺序排列的两个腧穴名。

本歌诀最大限度地用腧穴全称,因此当遇到腧穴名是三个字的时候,一般加一个"穴"字。

本句最后一个字正好是"泉",下一句开头第一个字是"阳"。泉阳镇是世界著名的长白山自然保护区的所在地。"泉阳"一词,成为背记歌诀时连接上、下句的纽带,提示下一句开头第一个腧穴是"阳交"。

阳交外丘光明南。

阳交、外丘、光明是继阳陵泉穴后,按顺序排列的三个腧穴名。

本句最后一个字选用"南",因为下一句开头第一个字是"阳"。南阳有五圣：商圣范蠡、医圣张仲景、科圣张衡、智圣诸葛亮、谋圣姜子牙。"南阳"一词，成为背记歌诀时连接上、下句的纽带，提示下一句开头第一个腧穴是"阳辅"。

阳辅悬钟丘墟远。

阳辅、悬钟、丘墟是继光明穴后，按顺序排列的三个腧穴名。

本句最后一个字选用"远"，因为下一句开头第一个字是"足"。"远足"一词，成为背记歌诀时连接上、下句的纽带，提示下一句开头第一个腧穴是"足临泣"。

足临泣地五会剑。

足临泣、地五会是继丘墟穴后，按顺序排列的两个腧穴名。

鉴于前面歌诀腧穴的排序，本句无奈地遇到了两个三个字的腧穴。

本句最后一个字选用"剑"，因为下一句开头第一个字是"侠"。"剑侠"一词，成为背记歌诀时连接上、下句的纽带，提示下一句开头第一个腧穴是"侠溪"。

侠溪足窍阴穴全。

侠溪、足窍阴是继地五会穴后，按顺序排列的两个腧穴名。

四十四穴属于胆。

足少阳胆经共计四十四个腧穴。

本歌诀是以"胆经"起始，最后编入"四十四穴属于胆"一句，通过歌诀的背记，有利于加深学子对胆经共有四十四个腧穴的记忆。

第十九章

巧记足太阳膀胱经穴歌

足太阳膀胱经穴歌（出自《医学入门》）

足太阳经六十七，睛明目内红肉藏。

攒竹眉冲与曲差，五处上寸半承光。

通天络却玉枕昂。

天柱后际大筋外，大杼背部第二行。

风门肺俞厥阴四，心俞督俞膈俞强。

肝胆脾胃俱挨次，三焦肾气海大肠。

关元小肠到膀胱，中膂白环仔细量。

自从大杼至白环，各各节外寸半长。

上髎次髎中复下，一空二空腰髁当。

会阳阴尾骨外取。

附分侠脊第三行，魄户膏肓与神堂。

譩譆膈关魂门九，阳纲意舍仍胃仓。

肓门志室胞肓续，二十椎下秩边场。

承扶臀横纹中央，殷门浮郄到委阳。

委中合阳承筋是，承山飞扬踝附阳。

昆仑仆参连申脉，金门京骨束骨忙。

通谷至阴小指旁。（一百三十四穴）

这道歌诀两排的背俞穴编写，没有一一对应，不便应用时快速查找相关腧穴。

足太阳膀胱经共六十七个穴位，属人体中腧穴最多的经络。

通过编写膀胱经腧穴歌诀我发现，古人和现代中医国家标准记录的膀胱经腧穴的排列顺序有一些差异。我按照1991年颁布的国家经穴标准逐一核对，因腧穴太多，经络走向复杂，我依据人体结构特征，采取分四段的方法，化整为零，便于各个突破。这样分段的巧记之法，使背记膀胱经的六十七个腧穴变得容易多了。

其一，头部腧穴。

其二，在人体背部脊椎棘突下缘距中线 1.5 寸的两侧线上，成对排列相关腧穴名称。

其三，在人体背部脊椎棘突下缘距中线 3 寸的两侧线上，成对排列相关腧穴名称。经络通过大腿下行到委中穴，背部的两分支汇合。

其四，从骶部的会阳穴到小脚趾至阴穴。

巧记足太阳膀胱经穴歌（其一）

膀胱太阳睛明攒，攒竹眉冲曲差玄。
五处承光通天联，络却玉枕天柱传。

【释语】

膀胱太阳睛明攒。

足太阳膀胱经，人们习惯简称为膀胱经。本歌诀"膀胱经"编在前，明确是膀胱经腧穴歌，同时符合人们言谈的通俗习惯。"太阳"编在后，引自《灵枢·经脉》"膀胱足太阳之脉"。目的在于把第一章分离的"足太阳"，通过歌诀的方式相融合，达到循序渐进地一言"足太阳"，就能联想到"膀胱经"。

本句最后一个字选用"攒"，因为下一句开头第一个字是"攒"。顶针的"攒"字，成为背记歌诀时连接上、下句的纽带，提示下一句开头第一个腧穴是"攒竹"。

攒竹眉冲曲差玄。

攒竹、眉冲、曲差是继睛明穴后，按顺序排列的三个腧穴名。

本句最后一个字选用"玄"，因为下一句开头第一个字是"五"，五与武同音。自古有东之青龙，西之白虎，南之朱雀，北之玄武之说。"玄武"一词，成为背记歌诀时连接上、下句的纽带，提示下一句开头第一个腧穴是"五处"。

五处承光通天联。

五处、承光、通天是继曲差穴后，按顺序排列的三个腧穴名。

本句最后一个字选用"联"，因为下一句开头第一个字是"络"。"联络"一词，成为背记歌诀时连接上、下句的纽带，提示下一句开头第一个腧穴是"络却"。

络却玉枕天柱传。

络却、玉枕、天柱是继通天穴后，按顺序排列的三个腧穴名。

本句最后一个字选用"传"字，除了押韵外，还说明前面只是头部的腧穴名称，足太阳膀胱经还得往下传。

膀胱经的头部腧穴名称熟悉后，可用"睛攒眉曲五，承通络玉天"这十字简称记忆。

人类脊柱由 24 块椎骨（颈椎 7 块，胸椎 12 块，腰椎 5 块）、1 块骶骨和 1 块尾骨组成。

从国家标准膀胱经经络图可知，天柱穴往下分出两支在背部。

巧记足太阳膀胱经穴歌（其二）

背俞纵向巧记谨，一线脊旁寸五分。

一大杼、二风门，三肺俞、四厥阴。

五心、六督、七膈、（八胰）九肝、十胆，十一脾、十二胃。

腰一旁三焦、腰二旁肾。

腰三旁气海、腰四旁大肠、腰五旁关元。

骶一旁小肠、骶二旁膀胱、骶三旁中膂、骶四旁白环。

上次中下八髎阵，竖列一二三四均，适对骶后孔陷深。

这首歌诀中的每句要一口气背下。

我特地把"背俞"两字编入歌诀，目的在于提示下面的内容属背俞穴的巧记。从天柱穴往下分出两支在人体背部，其中一支在背部脊椎棘突下缘，距中线1.5寸的两侧线上，成对排列相关腧穴。

此部分第一个穴位是大杼穴，以下数字均指这一段经络线上穴位的顺序。

国家标准中医穴位图第八胸椎棘突下缘1.5寸处未标明腧穴，但有专家考证：此处为痒俞，指胰俞，针刺对糖尿病有一定疗效，在此不妨一并记忆。

"腰一"等加"旁"字是为了与督脉的"腰一"等区分，同时亦表明是腰一旁出1.5寸处。

上髎、次髎、中髎、下髎，按照竖列均匀排序且左右对称，分别适对第一、二、三、四骶后孔，称为八髎。当针扎得准，会直接扎入骶后小孔的深处。"上次中下八髎阵，竖列一二三四均，适对骶后孔陷深"，清楚明了地表述了八髎的定位。

巧记足太阳膀胱经穴歌（其三）

线脊椎外三寸。

二附分、三魄户、四膏肓、五神堂。

六谚语、七膈关、九魂门、十阳纲。

十一意舍，十二胃仓。

腰一外肓门，腰二外志室，臀骶二外是胞肓。

臀骶四外秩边藏。

从天柱穴往下分的另一支，在人体背部脊椎棘突下缘距中线 3 寸的两侧线上，成对排列相关腧穴。

此部分的第一个腧穴是附分穴，以下数字均指这一段经络线上穴位的顺序。

此处"腰一"加"外"字，是为了与督脉的"腰一"及膀胱经第二部分"腰一旁"区分，指腰一旁向外侧 3 寸处。

肓门与第一腰椎棘突下缘相平，距中线 3 寸。

胞肓与第二骶骨后骨相平，距中线 3 寸。

秩边在第四骶孔外旁开 3 寸。

巧记足太阳膀胱经穴歌（其三）

会阳承扶殷门佩，浮郄委阳委中汇。

合阳承筋承山飞，飞扬跗阳昆仑美。

仆参申脉金门北，京骨束骨通谷水。

至阴六十七穴背。

会阳承扶殷门佩。

会阳、承扶、殷门是继下髎穴后，按顺序排列的三个腧穴名。

本句最后一个字选用"佩"，因为下一句开头第一个字是"浮"。"浮"与"服"同音。"佩服"一词，成为背记歌诀时连接上、下句的纽带，提示下一句开头第一个腧穴是"浮郄"。

浮郄委阳委中汇。

浮郄、委阳、委中是继殷门穴后，按顺序排列的三个腧穴名。

本句最后一个字选用"汇"，因为下一句开头第一个字是"合"。"汇合"一词，成为背记歌诀时连接上、下句的纽带，提示下一句开头第一个腧穴是"合阳"。

合阳承筋承山飞。

合阳、承筋、承山是继委中穴后，按顺序排列的三个腧穴名。

本句最后一个字选用"飞"，因为下一句开头第一个字是"飞"。顶针的"飞"字，提示下一句开头第一个腧穴是"飞扬"。

飞扬跗阳昆仑美。

飞扬、跗阳、昆仑是继承山穴后，按顺序排列的三个腧穴名。

我国青海有昆仑山脉，本句最后一个字选用"美"，昆仑美既歌颂了祖国的江山又便于记忆。另外下一句开头第一个字是"仆"。"美仆"即美丽的仆人，成为背记歌诀时连接上、下句的纽带，提示下一句开头第一个腧穴是"仆参"。

仆参申脉金门北。

仆参、申脉、金门是继昆仑穴后，按顺序排列的三个腧穴名。

本句最后一个字选用"北"，因为下一句开头第一个字是"京"。"北京"一词，成为背记歌诀时连接上、下句的纽带，提示下一句开头第一个腧穴是"京骨"。

京骨束骨通谷水。

京骨、束骨、通谷是继金门穴后，按顺序排列的三个腧穴名。

本句最后一个字选用"水"，因为下一句开头第一个字是"至"。"至"与"蛭"同音。水蛭，俗称"蚂蟥""马鳖"。"水蛭"一词，成为背记歌诀时连接上、下句的纽带，提示下一句开头第一个腧穴是"至阴"。

至阴六十七穴背。

至阴穴是足太阳膀胱经最后一个腧穴。

足太阳膀胱经腧穴共六十七个，这是十四经中腧穴最多的经络。看似难记，分段后就容易了很多。

第二十章

巧记任脉穴歌

任脉称为"阴脉之海"，对一身阴经脉气具有调节、总揽、总任的作用，故有"总任诸阴"之说。任脉包含会阴、骨中、极关、元山、石门、气海、阴交、神阙、水分、下脘、建里、中脘、上脘、巨阙、鸠尾、中庭、膻中、玉堂、紫宫、华盖、璇玑、天突、廉泉、承浆，共计二十四个腧穴。

任脉经穴歌（出自《医学入门》）

任脉三八起阴会，曲骨中极关元锐。
石门气海阴交仍，神阙水分下脘配。
建里中上脘相连，巨阙鸠尾蔽骨下。
中庭膻中慕玉堂，紫宫华盖璇玑夜。
天突结喉是廉泉，唇下宛宛承浆舍。

（共二十四穴）

该歌诀中用了"锐、下、夜、舍"四个韵。

我认为《医学入门·任脉经穴歌》中的"蔽骨下"三个字的定位表述，容易让人误解"蔽骨"是一个腧穴，造成最后多余出了空位，才有"唇下宛宛"的表述。

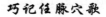

巧记任脉穴歌

任脉前中会阴弯，曲骨中极关元山。
石门气海阴交安，神阙水分下脘建。
建里中脘上脘艰，巨阙鸠尾中庭膻。
膻中玉堂紫官繁，华盖璇玑天突廉。
廉泉承浆巧记完，任脉二十四穴全。

【释语】

任脉前中会阴弯。

前中：指任脉运行在人体前面正中线从下往上。

本句最后一个字选"弯"，因为下一句开头第一个字是"曲"。"弯曲"一词，成为背记歌诀时连接上、下句的纽带，提示下一组腧穴歌诀开头是"曲骨"。并且会阴穴在二阴中间，会阴前后都是弯曲的。

曲骨中极关元山。

曲骨、中极、关元是继会阴穴后，按顺序排列的三个腧穴名。

本句最后一个字是"山"，因为下一句开头第一个字是"石"。"山石"一词，成为背记歌诀时连接上、下句的纽带，提示下一句开头第一个腧穴是"石门"。

石门气海阴交安。

石门、气海、阴交是继关元后，按顺序排列的三个腧穴名。

本句最后一个字选"安"，因为下一句开头第一个字是"神"。"安神"一词，成为背记歌诀时连接上、下句的纽带，提示下一句开头第一个腧穴是"神阙"。

神阙水分下脘建。

神阙、水分、下脘是继阴交穴后，按顺序排列的三个腧穴名。

本句最后一个字选"建"，因为下一句开头第一个字也是"建"。顶针的"建"字，成为背记歌诀时连接上、下句的纽带，提示下一句开头第一个腧穴是"建里"。

建里中脘上脘艰。

建里、中脘、上脘是继下脘穴后，按顺序排列的三个腧穴名。

本句最后一个字选"艰"，因为下一句开头第一个字是"巨"。"艰巨"一词，成为背记歌诀时连接上、下句的纽带，提示下一句开头第一个腧穴是"巨阙"。

巨阙鸠尾中庭膻。

巨阙、鸠尾、中庭是继上脘穴后，按顺序排列的三个腧穴名。

本句最后一个字选"膻"，因为下一句开头第一个字也是"膻"。顶针的"膻"字，成为背记歌诀时连接上、下句的纽带，提示下一句开头第一个腧穴是"膻中"。

膻中玉堂紫宫繁。

膻中、玉堂、紫宫是继中庭穴后，按顺序排列的三个腧穴名。

本句最后一个字选"繁"，因为下一句开头第一个字是"华"。"繁华"一词，成为背记歌诀时连接上、下句的纽带，提示下一句开头第一个腧穴是"华盖"。

华盖璇玑天突廉。

华盖、璇玑、天突是继紫宫穴后，按顺序排列的三个腧穴名。

本句最后一个字选"廉"，因为下一句开头第一个字也是"廉"。顶针的"廉"字，成为背记歌诀时连接上、下句的纽带，提示下一句开头第一个腧穴是"廉泉"。

廉泉承浆巧记完。

廉泉、承浆是继天突穴后，按顺序排列的最后两个腧穴名。

任脉二十四穴全。

因前面正好九句不是双数，背诵时总感觉有些欠缺。最后编入"任脉二十四穴全"一句，正好十句，既在韵律上更加整齐，又达到了相关知识整体巧记的目的，加深了学子对任脉共有二十四个腧穴的记忆。

第二十一章

巧记脊柱穴分寸歌

我们知道督脉运行从下往上，但中医在人体背部针、灸、按摩时，往往是从上往下找穴位，因此我认为应该从上往下记住督脉腧穴在人体背部脊柱的分寸位置。

督脉腧穴在人体背部脊柱棘突下凹陷处，从上往下共有十三个腧穴。

陶道：在背部，当后正中线上，第一胸椎棘突下凹陷中。

身柱：在背部，当后正中线上，第三胸椎棘突下凹陷中。

神道：在背部，当后正中线上，第五胸椎棘突下凹陷中。

灵台：在背部，当后正中线上，第六胸椎棘突下凹陷中。

至阳：在背部，当后正中线上，第七胸椎棘突下凹陷中。

筋缩：在背部，当后正中线上，第九胸椎棘突下凹陷中。

中枢：在背部，当后正中线上，第十胸椎棘突下凹陷中。

脊中：在背部，当后正中线上，第十一胸椎棘突下凹陷中。

悬枢：在腰部，当后正中线上，第一腰椎棘突下凹陷中。

命门：在腰部，当后正中线上，第二腰椎棘突下凹陷中。

腰阳关：在腰部，当后正中线上，第四腰椎棘突下凹陷中。

腰俞：在骶部，当后正中线上，适对骶管裂孔。

长强：在尾骨端下，当尾骨端与肛门连线的中点处。

巧记脊柱穴分寸歌

一陶三身五神，六灵七至九筋，

十中枢，十一脊中分。

腰一悬枢二命门，腰四下腰阳关存，

腰俞骶管裂孔深，长强尾骨端下隐。

【释语】

人体有颈椎 7 块、胸椎 12 块、腰椎 5 块、骶椎 1 块和尾椎 1 块。

通过观察中医腧穴图可以发现，人体背部后正中线脊椎棘突下凹陷处有腧穴的数字是胸椎 1、3、5、6、7、9、10、11 和腰椎 1、2、4，胸椎的 2、4、8、12 和腰椎的 3、5 棘突下凹陷处没有腧穴。

人们记忆有个共同点，需要记忆比较长或多的内容时，前面容易记住，后面往往难记。因此本歌诀前面我用腧穴简称，后面用全称，以达到快速整体记忆的效果。

歌诀中的数字表示腧穴在人体背部后正中线棘突下凹陷处的位置。

中医经穴巧记歌诀

一陶三身五神。

一陶：指第一胸椎下是陶道穴。

三身：指第三胸椎下是身柱穴。

五神：指第五胸椎下是神道穴。

第一句最容易混淆，需记住：陶道、神道这两道中间夹着身柱。

六灵七至九筋。

六灵：指第六胸椎下是灵台穴。

七至：指第七胸椎下是至阳穴。

九筋：指第九胸椎下是筋缩穴。

这一句相对容易提纲挈领的联想出：六椎下是灵台穴、七椎下是至阳穴、九椎下是筋缩穴。

十中枢，十一脊中分。

十中枢：指第十椎下是中枢穴。

十一脊中：指第十一椎下是脊中穴

最后添加一个"分"字，因为脊中穴为人体重力场在背部体表的中心位置，可将背部上下平分，还可在此押韵。

腰一悬枢二命门。

腰一悬枢：指第一腰椎下是悬枢穴。

二命门：指第二腰椎下是命门穴。

腰四下腰阳关存。

第四腰椎棘突下凹陷处是腰阳关穴的留存点。

腰俞骶管裂孔深。

第六句和第七句把腰俞和长强两穴编在句首，便于与第四句和第五句的背记达到巧妙衔接。

腰俞"在骶部，当后正中线上，适对骶管裂孔"处。因"骶管裂孔"较深，所以最后添加了一个"深"字。

长强尾骨端下隐。

长强"在尾骨端下，当尾骨端与肛门连线的中点处"。此处属人体不易对外展示的地方，所以最后添加了一个"隐"字。

肛门前是会阴穴，肛门后是长强穴。

第二十二章
巧记督脉穴歌

督脉经穴歌（出自《医学入门》）

督脉中行二十七，长强腰俞阳关密。

命门悬枢接脊中，筋缩至阳灵台逸。

神道身柱陶道长，大椎平肩二十一。

哑门风府脑户深，强间后顶百会率。

前顶囟会上星圆，神庭素髎水沟窟。

兑端开口唇中央，龈交唇内任督毕。

（共二十七穴）

"神庭素髎水沟窟"一句最后一字是"窟"，与其余偶数句的最后一字不押韵，《针灸大成》中收录的《督脉经穴歌》中也是"窟"，我感觉应该是"屈"字，才能押韵。

请学子注意！

《医学入门》中的《督脉经穴歌》中共有二十七个腧穴，现代中医国标督脉是二十八个腧穴，经查是增加了中枢穴。

巧记督脉穴歌

督脉身背脊柱行，长强腰俞阳关命，

命门悬枢到脊中，中枢筋缩至阳灵，

灵台神道身柱定，陶道大椎哑门风，
风府脑户强间梦，后顶百会前顶轻，
囟会上星神庭平，素髎水沟兑端工，
龈交二十八穴终，督脉总督诸阳经。

【释语】

督脉身背脊柱行。

督脉起于胞中，下出会阴，沿脊柱里边直向上行，至项后风府穴处进入颅内，络脑，并由项沿头部正中线，上行巅顶，沿前额正中，鼻柱正中，至上唇系带处。

身背：督脉最长的部分行于身背正中线。

脊柱：人类脊柱由24块椎骨（颈椎7块，胸椎12块，腰椎5块）、1块骶骨和1块尾骨借韧带、关节及椎间盘连接而成。脊柱上端承托颅骨，下联髋骨，中附肋骨，并作为胸廓、腹腔和盆腔的后壁。脊柱内部有纵向的椎管容纳脊髓。脊柱具有支持躯干、保护内脏、保护脊髓和进行运动的功能。脊柱内部自上而下形成一条纵行的脊管，内有脊髓。

长强腰俞阳关命。

长强、腰俞、阳关是按顺序排列的三个腧穴名。

阳关：指腰阳关。原名阳关，出《素问·骨空论》王冰注；近称腰阳关，别名脊阳关、背阳关。

本句最后一个字选用"命"，因为下一句开头第一个字是"命"。顶针的"命"字，成为背记歌诀时连接上、下句的纽带，提示下一句开头第一个腧穴是"命门"。

命门悬枢到脊中。

命门、悬枢、脊中是继阳关穴后，按顺序排列的三个腧穴名。

本句最后一个字选用"中"，因为下一句开头第一个字是"中"。顶针的"中"字，成为背记歌诀时连接上、下句的纽带，提示下一句开头第一个腧穴是"中枢"。

特别提示：对于叩门中医者，"到"在此是配字，"脊中"是腧穴名。

中枢筋缩至阳灵。

中枢、筋缩、至阳是继脊中穴后，按顺序排列的三个腧穴名。

本句最后一个字选用"灵"，因为下一句开头第一个字是"灵"。顶针的"灵"字，成为背记歌诀时连接上、下句的纽带，提示下一句开头第一个腧穴是"灵台"。

灵台神道身柱定。

灵台、神道、身柱是继至阳穴后，按顺序排列的三个腧穴名。

本句最后一个字选用"定"，因为下一句开头第一个字是"陶"。"定陶"一词，成为背记歌诀时连接上、下句的纽带，提示下一句开头第一个腧穴是"陶道"。

定陶：古称陶丘，至今已有4000多年的发展历史。相传尧、舜二帝均以此为都，统御天下。在春秋至西汉的800多年间，一直是中原地区水陆交通中心、战略要地和全国性的经济都会，享有"天下之中"的盛誉。历史上曾12次为国，8次为郡，2次置军，终以县至今。

歌诀前面四句中用了腧穴名称，命门的"命"、中枢的"中"、灵台的"灵"及下句风府的"风"构成顶针连接上下句的纽带，背记得非常通畅。第五句"灵台神道身柱定"，背记时容易卡壳，之所以选择"定"字，不仅考虑连接下句的"定陶"，还考虑到"身柱定"的"柱定"谐音是"命中注定"的"注定"。想到了"柱定"就能联想到"定陶"及"陶道大椎哑门风"。

陶道大椎哑门风。

陶道、大椎、哑门是继身柱穴后，按顺序排列的三个腧穴名。

本句最后一个字选用"风"，因为下一句开头第一个字是"风"。顶针的"风"字，成为背记歌诀时连接上、下句的纽带，提示下一句开头第一个腧穴是"风府"。

风府脑户强间梦。

风府、脑户、强间是继哑门穴后，按顺序排列的三个腧穴名。

本句最后一个字选用"梦"，因为下一句开头第一个字是"后"，可以记为做梦以后。"梦后"一词，成为背记歌诀时连接上、下句的纽带，提示下一句开头第一个腧穴是"后顶"。

强，强盛也。间，二者之中也。"强间"穴名意指督脉气血在此吸热后化为强劲的上行阳气。本穴经过的物质为脑户穴传来的水湿风气，至本穴后，因受颅脑的外散之热，水湿之气吸热而化为天部强劲的阳气并循督脉上行，故名强间。

强间梦：切莫望文生义，更勿听词妄议，"强间"非"强奸"，自当黄粱一梦。

后顶百会前顶轻。

后顶、百会、前顶是继强间穴后，按顺序排列的三个腧穴名。

本句最后一个字选用"轻"，因为下一句开头第一个字是"囟（xìn）"。"囟"与"信"谐音相同。"轻信"一词，可以成为背记歌诀时连接上、下句的纽带，提示下一句开头第一个腧穴是"囟会"。

囟门指婴儿出生时头顶有两块没有骨质的"天窗"，医学上称为"囟门"。后囟门一般在出生后 3 个月闭合，前囟门要到 1 岁半才闭合。人们常说的"天窗"或"囟门"主要是指前囟门。

婴儿头顶的囟门非常薄,随呼吸忽扇忽扇的,即使轻轻地,也绝对不能触摸。若母体怀孕时补充叶酸等,婴儿出生后就看不到明显薄薄的囟门及随呼吸上下忽扇。

囟会上星神庭平。

囟会、上星、神庭是继前顶穴后,按顺序排列的三个腧穴名。

本句最后一个字我选用"平",因为下一句开头第一个字是"素"。"平素"一词,成为背记歌诀时连接上、下句的纽带,提示下一句开头第一个腧穴是"素髎"。

素髎水沟兑端工。

素髎、水沟、兑端是继神庭穴后,按顺序排列的三个腧穴名。

"水沟"的另一个称谓叫"人中"。

本句最后一个字我选用"工",因为下一句开头第一个字是"龈"。"工龈"的谐音是"工银"。"工银"一词,可以成为背记歌诀时连接上、下句的纽带,提示下一句开头第一个腧穴,也是督脉最后一个腧穴,是"龈交"。

龈交二十八穴终。

至龈交穴,已将督脉共二十八个腧穴的名称编入歌诀,达到了相关知识整体巧记的目的。

督脉总督诸阳经。

督脉被称为"阳脉之海"。手、足三阳经与督脉相会于大椎穴,阳维脉与督脉交会于风府、哑门穴。

督脉对一身阳经脉气具有调节、总督的作用,故有"总督诸阳"之说,只要是阳气衰弱都可以在督脉上找到合适的穴位进行治疗。

第二十三章

巧记手足十二经归属歌

北京中医药大学针推系编写的《针灸经络腧穴歌诀白话解》一书言：《手足十二经所属歌》选自《医宗金鉴》，该书是清乾隆年间编撰的大型医学丛书，吴谦等主编。该书内容丰富、考订翔实、切于实际、易学易用。

《手足十二经所属歌》（出自《医宗金鉴》）

五脏六腑共包络，手足所属三阴阳，
太阴足脾手肺脏，阳明足胃手大肠，
少阴足肾手心脏，太阳足膀手小肠，
厥阴足肝手包络，少阳足胆手焦当。

【白话解】五脏六腑和心包的经脉，分属手三阴三阳及足三阴三阳。足太阴是脾经，手太阴是肺经。足阳明是胃经，手阳明是大肠经。足少阴是肾经，手少阴是心经。足太阳是膀胱经，手太阳是小肠经。足厥阴是肝经，手厥阴是心包经。足少阳是胆经，手少阳是三焦经。

《医宗金鉴》中的《手足十二经所属歌》，背上句，不能联想到下句，特别是没有全部押韵，故不朗朗上口，很难背记。

《黄帝内经》中十二正经的阴阳归属，特别是其手、足

101

排序的分类十分重要。

《黄帝内经·灵枢·五乱》中有"经脉十二者，以应十二月"，这体现了古人"天人合一"的哲学理念，即一年中有十二月，对应人体有十二正经。

十二正经分属六阴、六阳，分别以手和足分类排序。

中医十二正经经络的全称及排序如下：

手太阴肺经、足太阴脾经，

手厥阴心包经、足厥阴肝经，

手少阴心经、足少阴肾经，

手阳明大肠经、足阳明胃经，

手太阳小肠经、足太阳膀胱经，

手少阳三焦经、足少阳胆经。

第一章我阐述过，欲叩门中医的读者，看完十二正经经络的名称，往往记不住，一开始就可能产生畏难的心理感受。所以我按照先易后难、循序渐进的理念编写歌诀。

第三章的《巧记手足三阴三阳歌》大家是否记熟？在此复习一遍。

巧记手足三阴三阳歌

手心三阴：肺心包心。

手背三阳：大三小肠。

足内三阴：肝交脾肾。

足外三阳：胃胆膀胱……

本书第一章至第五章先简化了十二正经的称谓，第六章至第十九章在经络腧穴歌诀里开始以下面的方式融合。

手心三阴：肺经太阴、心包厥阴、心经少阴。

手背三阳：大肠阳明、三焦少阳、小肠太阳。

足内三阴：肝经厥阴、脾经太阴、肾经少阴。

足外三阳：胃经阳明、胆经少阳、膀胱太阳。

本章，以三组太阳、太阴，少阳、少阴，阳明、厥阴排列在前面的方式编写歌诀。

中医古籍中许多表述是"阳明之脉""少阳之脉"或直接表述"阳明""少阳"等等，习中医必须知晓其意。

巧记手足十二经归属歌

五脏六腑心包当，手足各有三阴阳。
太阴足脾手肺脏，太阳足膀手小肠。
少阴足肾手心脏，少阳足胆手三腔。
厥阴足肝手包膛，阳明足胃手大肠。

【释语】

本歌诀每句最后一字均押韵，利于读者尽快巧记。《医宗金鉴》中的《手足十二经所属歌》虽也做到了每偶数句的最后一字押韵，但自古编写诗歌，忌讳在一首里重复用同一个字押韵。《手足十二经所属歌》中重复出现两个"肠"、两个"脏"、两个"络"字，实属中医歌诀编者的无奈。在保持传承不拟古，创新不离宗的前提下，我保留了两个重复用字"肠""脏"，减少一个"络"字。

《医宗金鉴》中的《手足十二经所属歌》的排序为：太阴，阳明，少阴，太阳，厥阴，少阳。我知晓古人为什么这么排序，但其歌诀如此排序，对于叩门中医者，往往不好记。

自古有"阴阳"称谓，没有"阳阴"之词，所以新编歌诀采用先阴后阳排序：太阴，太阳，少阴，少阳，厥阴，阳明。每句中的编排顺序，沿用《手足十二经所属歌》的先足后手。

建议读者，两句两句地背记本歌诀后，再全部贯通背记。

一背：五脏六腑心包当，手足各有三阴阳；

二背：太阴足脾手肺脏，太阳足膀手小肠；

三背：少阴足肾手心脏，少阳足胆手三膲；

四背：厥阴足肝手包膛，阳明足胃手大肠。

五脏六腑心包当。

《手足十二经所属歌》原文"五脏六腑共包络"，其"络"字不押韵，"共包络"表述不清晰。

本书第一章中表述，五脏对六腑，即五对六，不对称。所以中医在五脏的基础上又加了一个"心包"，组成十二正经，所以我编为"五脏六腑心包当"。

手足各有三阴阳。

《手足十二经所属歌》原文"手足所属三阴阳"，我认为"手足各有三阴阳"更通俗易懂。

太阴足脾手肺脏。

我全部采用了《手足十二经所属歌》原文，只是为了达到联想巧记的目的，前后顺序有变动。

太阴之脉，脾与肺均属五脏。脾在五行为土，肺在五行为金。土生金，即脾与肺属相生的关系。故此中医言：肺为储痰之器，脾为生痰之源。

太阳足膀手小肠。

我全部采用了《手足十二经所属歌》原文，只是为了达到联想巧记的目的，前后顺序有变动。

太阳之脉，膀胱与小肠均属六腑。

少阴足肾手心脏。

　　我全部采用了《手足十二经所属歌》原文，只是为了达到联想巧记的目的，前后顺序有变动。

　　少阴之脉，肾与心均属五脏。心在上焦，属火；肾在下焦，属水。心火必须下降到肾，使肾水不寒，温养肾阳。肾水必须上济于心，使心火不亢，则能涵养肾阴。在正常情况下，心火和肾水升降协调，彼此交通，保持动态平衡，这叫水火相济，或者称为心肾相交。

　　少阳足胆手三腔。

　　《手足十二经所属歌》原文"少阳足胆手焦当"，按照本书的特色，我用"三"代表"三焦经"。同时把原文"当"字调整到第一句。

　　上、中、下三焦，正好在人体体腔内，所以本句最后选配"腔"字，既合辙押韵，又恰如其分。

　　"三腔"的谐音是"三枪"。年少者属少阳，得有足够的胆量，才能用手连开三枪。

　　少阳之脉，胆与三焦均属六腑。三焦指上、中、下三焦，其实五脏六腑及心包都分属在上、中、下三焦内。《黄帝内经》言"凡十一脏，取决于胆也"，可见胆的重要性。而五脏六腑及心包又都分属在上、中、下三焦之内，说明胆在三焦中有着极其重要的地位。

　　厥阴足肝手包膛。

　　心经已经用"心"字浓缩代表了，所以心包经只能选用"包"浓缩表述了。

　　心包随心脏在胸膛内，所以本句最后选配一个"膛"字，既合辙押韵，又可通过联想巧记。众所周知，吃小糖块都得用手剥（bāo）开糖纸，"手包膛"谐音是"手剥糖"。

　　厥阴之脉，肝属五脏，心包归入脏，亦有六脏之说。

阳明足胃手大肠。

我全部采用了《手足十二经所属歌》原文，只是为了达到联想巧记的目的，前后排序顺序有变动。

阳明之脉，胃与大肠均属六腑。

自古中医皆言"五脏属阴，六腑属阳"，应属简明扼要的正向表述。

对于学习中医者，还应该进一步了解详细的反向明确表述：

太阴、少阴、厥阴三阴经，分别与五脏和心包相属。

太阳、少阳、阳明三阳经，分别与六腑相属。

习中医者，必须辨阴阳，判断患者是阴证还是阳证。

附录一

巧记十八反歌

十八反、十九畏歌诀流传至今，属中医入门者必修、必背的歌诀。现在中药房及许多中医医院的大厅都醒目地挂有古《十八反歌》《十九畏歌》的招贴牌。

配伍禁忌是古人在医药实践中逐渐总结出来的，是指某些药物合用会产生剧烈的毒副作用或降低和破坏药效，包括十八反、十九畏。

相反是指两种药物合用，能产生或增强毒性反应或副作用的配伍关系。唐代孙思邈《千金方》中有"草石相反，使人迷乱，力甚刀剑"。

北京中医药大学教授何树槐主编的《中医刊授丛书》中介绍，目前中医界公认的十八反歌诀首载于张子和《儒门事亲》一书。张子和是金代大医学家，为金元四大家之一，是攻邪派的开山之祖。《儒门事亲》其含义是儒者若更好事亲，必明医理。本书共十五卷，在医学理论上有很多创见，对后世有很大影响。

十八反歌（出自《儒门事亲》）

本草明言十八反，半蒌贝蔹及攻乌。

藻戟遂芫俱战草，诸参辛芍叛藜芦。

【注】

乌头反贝母、瓜蒌、半夏、白蔹、白及。

甘草反大戟、芫花、甘遂、海藻。

藜芦反人参、沙参、丹参、玄参、苦参、细辛、芍药。

《十八反歌》属提纲挈领式的记忆方式，药名用了诸多一个字的简称，初学者因为对各种中药药名不熟悉，药性都不甚理解，所以《十八反歌》对于外行人过于玄深。

《十八反歌》采用了偶句押韵之法，实际用了三个韵"反""乌""草"。学子背记《十八反歌》时感到枯燥无味，达不到朗朗上口，又没有联想巧记之法，故只能死记硬背，往往事后容易忘却。

巧记十八反歌

十八反，代代传，中药配伍禁忌严。

乌头反，白及蔹，半夏瓜蒌贝母喊。

甘草反，甘遂怨，大戟芫花海藻战。

藜芦反，细辛钱，芍药诸参要记全。

【释语】

歌诀中除"白及蔹"代表白及、白蔹，及"诸参"外，其他均是中药药名的全称。

十八反，代代传，中药配伍禁忌严。

我原改编成"十八反，自古传"。十八反歌诀源于金元时期，是对以往长期流传的各种版本相反、相畏的总结和概括，但金元以前的版本无从考证。因此我认为以"十八反，代代传"更为贴切，同时希望我新编的《巧记十八反歌》亦从此代代相传。

中药配伍禁忌严：指中药配伍有严格的禁忌。

乌头反，白及蔹，半夏瓜蒌贝母喊。

本歌诀采用了拟人化的联想之法。歌诀记忆要找到领衔的关键字。

乌有黑的含义，"乌"反的自然是"白"。"乌"反了，"白"能不急脸〔及蔹（liǎn）〕吗？引出下一句"白及蔹"（急脸）。白及蔹：指白及、白蔹。

"乌"反"白"的结果，既不是全"乌"，也不是全"白"，则是半黑半白，即引出了下文开头半夏的"半"字，达到了巧记的功效。

"喊"字虽然与中药无关，但其不只是为了押韵，同时也是本歌诀的特色创意，为了达到巧记的功效。喊：指大声叫，喊叫、呼喊、呐喊。前面"反"，已急脸，乌头不仅反白及、白蔹，同时还反半夏、瓜蒌、贝母。反了嘛！哥几个能不一起"喊"吗？半夏、瓜蒌、贝母（哥几个一起）喊。

"乌""白""半……喊"几个领衔的关键字将第二行巧记牢。

我还特地考虑了"半夏、瓜蒌、贝母"三个药名前后抑扬顿挫的平仄排序，经调试只有这样的排序才能达到最佳的朗朗上口，从而巧记了乌头反贝母、瓜蒌、半夏、白蔹、白及。

甘草反，甘遂怨，大戟芫花海藻战。

甘草反甘遂，同门姓氏，同室操戈，甘遂能不怨气大吗？

甘草不仅反同门的甘遂，同时还反大戟、芫花、海藻。

戟，为古代的一种兵器。比如《三国演义》中，吕布使用的兵器叫方天画戟及辕门射戟的典故。

甘草反甘遂，同室操戈，用大戟来战，并且芫花、海藻前来助战。"战"与"喊"字相同，虽然与中药无关，但其不只是为了押韵，同时也是本歌诀的特色创意，为了达到巧记的功效。

　　甘草反，甘遂怨！拟人化的联想：甘遂抱怨，怨气大了！

　　甘草同时还反大戟、芫花、海藻，逼得哥儿仨前来，一同为甘遂助战。

　　同理，我还特地考虑了大戟、芫花、海藻三个药名前后抑扬顿挫的平仄排序，经调试只有这样的排序才能达到最佳的朗朗上口，从而巧记了甘草反大戟、芫花、甘遂、海藻。

　　"甘草反"一定要记牢。与甘草相反的甘遂、大戟、芫花不常用，但海藻类日常生活可能常见、常用。甘草也有人时常泡水代茶饮，应该引起警示！不得同时食用海藻类的食物。

　　甘草是中草药里唯一归十二经的草药。甘草性平，味甘，归十二经，有解毒、祛痰、止痛、解痉等作用。在中医上，甘草补脾益气，滋咳润肺，缓急解毒，调和百药。在我国第一部药物专著《神农本草经》中，甘草被列为上品："主五脏六腑寒热邪气，坚筋骨，长肌肉、倍气力，金疮肿，解毒。"《中华人民共和国药典》记载甘草："补脾益气，清热解毒，祛痰止咳，缓急止痛，调和诸药。用于脾胃虚弱，倦怠乏力，心悸气短，咳嗽痰多，脘腹、四肢挛急疼痛，痈肿疮毒，缓解药物毒性、烈性。"另有如英国、法国、德国、俄罗斯等国家的药典里都收有甘草。

　　甘草还有解百毒之说，唐朝甄权论述：甘草能治 72 种乳石毒，解 120 般草木毒。孙思邈论云："有人中乌头、巴豆毒，甘草入腹即定。方称大豆解百药毒，尝试不效，乃加甘草为甘豆汤，其验更速。"注意：孙思邈经实践给我们提供一个日常解乳石毒、草木毒的方剂——大豆甘草汤。毛泽东时代在农村推广赤脚医生，书载有一验方：若农药、食物中毒，常配甘草绿豆水煎服。甘草在中药配伍时，能减轻其他中药带有的毒性。明代医药学家李时珍称其"调和众药有功，故有国老之号"。因此许多中医专家在电视访谈、讲座时常言：甘草性平和百药称"国老"，但我注意到他们极少提到与甘草相反的中药，容易误导听众。

本歌诀的传播，对甘草反大戟、芫花、海藻的中医禁忌常识，将起到广泛的普及宣传之效。

藜芦反，细辛钱，芍药诸参要记全。

中药"十八反"的禁忌中，藜芦反的相对较多，除细辛、芍药外，还包括了各种参。

自古各地小众造反者，必远离（藜）城市，占山为王。出于生存的需要，仅有山不行，还得有水，如水泊梁山。古代有水泊之处必有芦苇，藜芦是芦的其中一种。这样就联想巧记了"藜芦反"。

细辛钱：因细辛毒性较大，中医配伍时有"细辛不过钱"之说。钱：古代计量单位。十钱等于一两，十六两等于一斤。中医古方，按照一钱约等于3克折算。

"诸参"原歌诀解释为：人参、沙参、苦参、丹参、玄参，各种参太多，字数有限不宜编改，因此我亦用"诸参"代表之。

关于"诸参"的范围，需要说明一二。

其一，原歌诀解释没有指明高丽参。

高丽参以中朝两国的界山——长白山的朝鲜一侧产出者为佳。而今，高丽参已属韩国首推的旅游购物品之一。 **111**

我认为韩国人工种植的高丽参，在土壤、气候、生存环境等等与长白山南侧的地理相差甚远。但无论南北朝鲜产出的高丽参，亦应该属"诸参"之列反藜芦。《百科辞典》"高丽参"条亦注明："配伍禁忌：畏五灵脂，反藜芦。禁与萝卜同食。"

其二，古人编写《十八反歌》时，没有西洋参之说。

西洋参又叫"花旗参"，产于美国、加拿大，于清朝时传入中国。

"诸参"与人参皆有相同和不同之药性，我推论西洋参与人参形态特征、药用价值和"诸参"异曲同工，亦应该属"诸参"之列反藜芦。《百科辞典》"西洋参"条亦注有"不宜与藜芦同用"。

附录二

巧记十九畏歌

《十九畏歌》最早见于明朝刘纯《医经小学》，其中列述了九组十九味药性配伍相畏药。

十九畏歌（出自《医经小学》）

硫黄原是火中精，朴硝一见便相争。

水银莫与砒霜见，狼毒最怕密陀僧。

巴豆性烈最为上，偏与牵牛不顺情。

丁香莫与郁金见，牙硝难合京三棱。

川乌草乌不顺犀，人参最怕五灵脂。

官桂善能调冷气，若逢石脂便相欺。

大凡修合看顺逆，炮槛灸焯莫相依。

【注】

十九畏是硫黄畏朴硝，砒霜畏水银，人参畏五灵脂，丁香畏郁金，巴豆畏牵牛，狼毒畏密陀僧，官桂畏赤石脂，牙硝畏京三棱，川乌、草乌畏犀角。

虽然自古至今，中医歌诀往往上句可以不押韵，但下句应押韵，但中医界长期流传的《十九畏歌》用了三个韵"争""脂""欺"，没有全部合辙押韵，不上口，背诵时上、下句没有衔接的巧记纽带。

巧记十九畏歌

（亦称《巧记十九禁歌》）

十九禁忌须记清，水银砒霜互不容。
硫黄朴硝相互攻，郁金丁香敌对兵。
川乌草乌与犀抟，巴豆牵牛不顺情。
狼毒最怕密陀僧，人参五灵脂相争。
官桂赤石脂相顶，牙硝难合荆三棱。

【释语】

北京中医药大学何树槐教授主编的《中医刊授丛书》中对于中药相畏的表述是：

相畏：就是一种药物的毒副作用，能够被一种药物所抑制。如常山配槟榔，槟榔可以抑制常山致吐的副作用，更好地发挥常山治疟作用，这就是相畏的配伍。

其书下一篇的文章中又言：十八反、十九畏中的药物不能同用。

《百科词库》中"相畏"的定义：一药毒性反应或副作用，能被合用的另一药减轻或消除的配伍关系。

相畏：中药学术语。出自《神农本草经》。

指药物之间的互相抑制作用，使药物毒性或副作用能被另一种药物消减，如半夏畏生姜。相畏与相杀是同一配伍关系从不同角度的两种提法，所以又可以说生姜杀半夏。

中医自古有配伍禁忌"十九畏"，但相畏、相杀可以减轻或消除毒副作用，以保证安全用药，明显与"十九畏"的禁忌对立。

自宋代以来，一些医药书中，出现畏、恶、反名称使用混乱的状况，与《本经》"七情"中"相畏"的原意有异。作为配伍禁忌的"十九畏"就是在这种情况下提出的，延续至今，所以读者千万要明确"相畏"与"十九畏"的"畏"概念不同，歌诀中的两两中药不能相配，但不能用"相畏"两字，"相畏"配伍有益，"十九畏"属配伍禁忌。

为了避免"十九畏"与"相畏"的概念混淆，我建议将"十九畏歌"改称"十九禁歌"。

在新编的《巧记十九禁歌》里，保留了《十九畏歌》中"狼毒最怕密陀僧"及"牙硝难合京三棱"两句，以示传承。

新编歌诀除犀角简称为"犀"外，其余均采用药名的全称，以精简、归类、全部合辙押韵的思路编写歌诀。水银、砒霜、硫黄、朴硝，这些矿物类的归类一起；郁金、丁香、草乌、川乌、巴豆、牵牛，这些植物类的归类一起；中药名称三个字的密陀僧、荆三棱、五灵脂、赤石脂归类一起。

注：依据国际保护野生动物的相关公约，犀角与虎骨等已不能入中药。用水牛角替代犀角，药性自减，大势所趋。

十九禁忌须记清。

前文已评述，两两中药相禁或不能相配，为了避免与"相畏"的概念混淆，故改称"十九禁忌"。

本句最后一个字选用"清"，因为下一句开头第一个字是"水"，"清"与"水"组成"清水"。"清水"一词，成为连接上、下句的纽带，提示下一句开头，第一个药名是"水银"。

水银砒霜互不容。

《十九畏歌》"水银莫与砒霜见"不押韵。

水银滴在物体上呈现小珠状态，砒霜是粉末的状态，二者根本不相融合。

容：指容忍、宽容、容让。

互不容：互相不容让。

所以我编为"水银砒霜互不容"，既合辙押韵，又说明两者药物的常态及不能配伍的禁忌。

本句最后一个字选用"容"，因为下一句开头第一个字是"硫"。"硫"与"留"谐音相同。"容留"一词，成为连接上、下句的纽带，提示下一句开头第一个药名是"硫黄"。

硫黄朴硝相互攻。

《十九畏歌》"硫黄原是火中精，朴硝一见便相争"。

我认为硫黄的特点没有必要编在本歌诀里，故把十四个字浓缩为七个字，准确表述了两者的配伍禁忌。

上年纪的人应该对电影《地雷战》中"一硝、二磺、三木炭"记忆犹新，正是三者被点燃后的相互攻击才产生了爆炸。硫黄、硝再加三木就是中国古代四大发明之一：火药。

朴硝亦名硝石朴、盐硝、皮硝。李时珍著的《本草纲目》称朴硝："此物见水即消，又能消化诸物，故谓之消，生于盐卤之地，状若末盐，凡牛、马诸皮须此治熟，故今俗有盐消、皮消之称。"本品因此有盐硝、皮硝等名称。在盆中煎炼时，凝结在下层、质精者，称为朴硝；在上层、有芒状结构者，称为芒硝；有牙状结构者，称为马牙硝。所以朴硝与芒硝、马牙硝只是有精粗之别罢了。朴硝一般只用于敷涂之药，内服则须用芒硝、马牙硝。

本句最后一个字选用"攻"，因为下一句开头第一个字是"郁"。"郁"与"玉"谐音相同。古人云：它山之石可以攻玉。"攻玉"一词，成为连接上、下句的纽带，提示下一句开头第一个药名是"郁金"。

郁金丁香敌对兵。

《十九畏歌》"丁香莫与郁金见"不押韵。

前面已经有"水银莫与砒霜见"，从诗歌的禁忌而言，一首诗歌之中不应重复用相同字眼，我用"敌对兵"，巧妙地表述了二者的禁忌配伍。

本句最后一个字选用"兵"，因为下一句开头第一个字是"川"。"兵"与"冰"谐音相同。"冰川"一词，成为连接上、下句的纽带，提示下一句开头第一个药名是"川乌"。

川乌草乌与犀拧。

《十九畏歌》"川乌草乌不顺犀"不押韵。

为求押韵，我用川乌、草乌与犀角配伍相拧巴，表述二者的禁忌配伍。

本句最后一个字选用"拧"，因为下一句开头第一个字是"巴"。"拧巴"属北京方言，表示相互交错不顺畅的意思。"拧巴"一词，成为连接上、下句的纽带，提示下一句开头第一个药名是"巴豆"。

巴豆牵牛不顺情。

《十九畏歌》"巴豆性烈最为上，偏与牵牛不顺情"。

我认为巴豆性烈的特点没有必要编在本歌诀里，故把十四个字浓缩为七个字"巴豆牵牛不顺情"，表述了两者的配伍禁忌。

本句最后一个字选用"情"，因为下一句开头第一个字是"狼"。"狼"与"郎"谐音同。"情郎"一词，成为连接上、下句的纽带，提示下一句开头第一个药名是"狼毒"。这个"情郎（狼）"真够毒的。

狼毒最怕密陀僧。

《十九畏歌》"狼毒最怕密陀僧"，我采用了原文，以示传承。

本句最后一个字选用"僧"，因为下一句开头第一个字是"人"。"僧人"一词，成为连接上、下句的纽带，提示下一句开头第一个药名是"人参"。

人参五灵脂相争。

《十九畏歌》"人参最怕五灵脂"不押韵。

我用两者相争，巧妙地表述了二者的禁忌配伍。

本句最后一个字选用"争"，因为下一句开头第一个字是"官"。"争官"一词，成为连接上、下句的纽带，提示下一句开头第一个药名是"官桂"。

官桂赤石脂相顶。

《十九畏歌》"官桂善能调冷气，若逢石脂便相欺"不押韵。

我把十四个字浓缩为七个字"官桂赤石脂相顶"意为"官桂与赤石脂相顶撞"，暗示了两者的配伍禁忌。

本句最后一个字选用"顶"，因为下一句开头第一个字是"牙"。

通常情况下，6～7岁时人开始换牙。在每个乳牙牙根的下方，有一个恒牙胚逐渐发育长大，恒牙慢慢把乳牙顶出至脱落，形成"牙顶牙"。"顶牙"一词，成为连接上、下句的纽带，提示下一句开头第一个药名是"牙硝"。

牙硝难合荆三棱。

《十九畏歌》"牙硝难合京三棱"。本句我基本采用了原文，以示传承。

京三棱又叫荆三棱、草三棱、鸡爪棱、黑三棱、石三棱。李时珍著的《本草纲目》和当代中医均称荆三棱，因此我亦采用了荆三棱这一名称。

　　十八反、十九畏（十九禁）的配伍禁忌内容，源于金元时期对以往长期流传的各种版本相反、相畏的总结和概括，很大程度上保证了中医用药上的安全。在中医界早已深入人心，直到今天也一直被大多数中医药者当作临床使用禁忌，修习中医者需要牢记。

附录三

巧记六陈歌

　　中药的治疗作用，主要在气和味。中药有"六陈"之说，至今已千年有余，六陈药之气均很强烈，有刺激性，服用时容易发生副作用。为了避免发生这种副作用，需要通过一定方法的陈放，适度贮存一段时间，让药气逐渐挥发，使药物由新药变为陈药，使其性味、功效发生变化，从而更符合临床治疗的需要。适度贮存，并不是无期限放置，且应注意防止霉变，否则，药也会失去功效！

　　有学者认为较早的《六陈歌》见于南宋时期陈衍（万卿）著《宝庆本草折衷》（初名《本草精华》）。因此书残存十四卷，现存极少，世人所知甚少。

　　唐《新修本草》狼毒条下记载："与麻黄、橘皮、半夏、吴茱萸、枳实为六陈也。"

　　唐代有"药王"之称的孙思邈活了一百零二岁，其著的《千金方》中有："凡野狼毒、枳实、橘皮、半夏、麻黄、吴茱萸，皆欲得陈久者良，其余唯须精新也。"

　　医家张山雷曾说："新会皮，橘皮也，以陈年者辛辣之气稍和为佳，故曰陈皮。"即自古广东省新会的橘皮最好，陈久后称为陈皮。

　　为便于记忆，有医家将陈用药物总结为《六陈歌》。

　　现今的《六陈歌》有三种：

　　金代张从正（子和）的《儒门事亲》谓："药有六陈，

陈久为良，狼莪半橘、枳实麻黄。"

朝鲜《医方类聚》汇辑了 152 部中国唐、宋、元、明初的著名医书及一部朝鲜本国医书《御医撮要》，共计 153 部。其中包括医方 5 万余首。该书分类明细，便于检索，为中国明代以前医方的集大成著作。《医方类聚》中有《六陈歌》："枳实麻黄并半夏，橘皮狼毒及吴萸。真辞经岁空陈滞，入用逢知效自殊。"

李东垣《珍珠囊指掌补遗药性赋》中的《六陈歌》的是金代。

六陈歌

金·李东垣

枳壳陈皮半夏齐，麻黄狼毒及吴萸。
六般之药宜陈久，入药方知奏效奇。

这首《六陈歌》短短四句，是否有必要改编？改编的效果如何？

在整体改编中，我将六种中药的排列顺序打乱，重新组合，考虑了押韵和平仄的特点，特别是融入了联想巧记的思路，只需提纲挈领地记住六个字"半蜘蛛""麻狼陈"，《六陈歌》便脱口而出。

巧记六陈歌

半夏枳壳和茱萸，麻黄狼毒及陈皮。
六种中药陈久益，配伍入药疗效奇。

先认识生僻字：枳 zhǐ、茱 zhū、萸 yú。
木本茱萸有吴茱萸、山茱萸和食茱萸之分，都是著名的中药。

山茱萸科的山茱萸，南朝梁陶弘景在《本草经集注》中记载："山茱萸，生汉中山谷。"《名医别录》载："山茱萸，生汉中山谷，九十月采实。"山茱萸分布浙江、安徽，生于山沟、溪旁或较湿润的山坡。

吴萸别称吴茱萸，是一种芸香科植物，产于吴地（今江浙一带）者质量最好，因而得名。现今产区分布于浙江、陕西、广东、广西、贵州、云南、四川、湖南、湖北、福建、江西。

还有一种芸香科落叶乔木食茱萸，药食兼用。食茱萸分布中低海拔山区到平地，常见于开阔地与次生林，现主要分布于我国台湾地区。

【释语】

半夏枳壳和茱萸。

原《六陈歌》中为"枳壳陈皮半夏齐"。六味中药半夏、枳壳、茱萸、麻黄、狼毒、陈皮，茱萸的"萸"与陈皮"皮"正好构成歌诀的韵脚，无须添加"齐"字成韵脚，因此我将茱萸移到本句的末尾，以和后面的几句押韵。

自古九九重阳节时，民间有插茱萸辟邪除秽的风俗。古时茱萸是除瘟疫的草药之一，茱萸内服能温中理气，缓解腹痛；外用有消肿、止痛、活络、除痉挛的作用。

巧记第一句有提纲挈领的三个字：半、枳、茱；谐音：半蜘蛛，可以理解为半个蜘蛛。

原来考虑用"半只猪"，但中文严谨地匹配用词，可以用"一只鸡"和"半只鸡"，当猪被屠宰后，却不能叫"半只猪"，应该叫"半扇猪"。

麻黄狼毒及陈皮。

原《六陈歌》中为"麻黄狼毒及茱萸"。看似只调整了陈皮，但将"半夏"排在第一句开头，"麻黄"排在第二句开头，便于整体巧记歌诀。"半麻"是上下句提纲挈领的关键字。我们知道，外科手术有全麻和半麻之分，半麻又叫局部麻醉。

麻黄、狼毒和陈皮，可以巧记成"麻狼陈"：一脸麻子的狼，肯定是陈年的老狼。当然狼毒与狼无关。

特别提示：中药狼毒，其药性有大毒，越陈其毒性越小，疗效越好。

六种中药陈久益。

原歌诀"六般之药宜陈久"是古人常用的表述方式，但现代有中药、西药的区别，目前某些西药里也有从中药中提炼的成分，所以我认为还是明确六陈是"中药"为好。

原歌诀用"宜"未放在后面押韵，我用"益"放在后面达到押韵的效果。

宜：指适合、适当、宜于、应该、应当。

益：指增加，益寿延年、增益、好处，有好处、利益、益处。更加，日益壮大。

中医有"十年陈皮赛黄金"之说。《本草备要》说陈皮"辛能散，苦能燥能泻，温能补能和，同补药则补，同泻药则泻，同升药则升，同降药则降，为脾肺气分之药，调中快膈，导滞消痰，利水破癥，宣通五脏"。所以，陈皮的配伍不同作用亦异，陈皮的剂量不同也影响方药的功用。

故我认为用"益"字比"宜"字含义更佳，更恰当、准确。

配伍入药疗效奇。

原《六陈歌》中为"入药方知奏效奇"。这六种中药，可单药成方，应用更多的是在配伍而成的方剂中。同样的

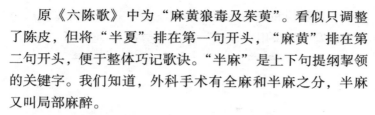

方子，用新药和陈药的药效不同，治疗效果亦有差异。因此我编写的歌诀用"疗效"替代"奏效"，增加了"配伍"一词。

附录四

巧记《黄帝内经》九气歌

九气：九种情志状态的合称。指怒、喜、悲、恐、寒、炅、惊、劳、思九气。由此可致多种疾病。

《素问·举痛论》中有：百病生于气也，怒则气上，喜则气缓，悲则气消，恐则气下，寒则气收，炅则气泄，惊则气乱，劳则气耗，思则气结。

原文死记硬背比较难，按照其押韵的特点，我一字不改仅重新整合排列，关键是巧记住上句的第一个字，就容易带出下句。

巧记《黄帝内经》九气歌

> 百病生于气。
> 惊则气乱，喜则气缓；
> 怒则气上，恐则气下；
> 悲则气消，劳则气耗；
> 思则气结，炅则气泄；
> 寒则气收，九气记熟。

【释语】

当至亲意外被劫匪所害，知道消息后，人的情感一般变化规律是：首先是"惊"吓，其次转"怒"火，第三为"悲"伤，第四则"思"念，最后是"寒"心。

中医经穴巧记歌诀

每句第一个字联想巧记为：百病生于气，惊、怒、悲、思、寒。

第一行是"惊……喜……"；

第二行是"……上……下"；

第三行是"……消……耗"。

九气中只有一个"炅"字不常用，值得商榷一番。

我看过许多版本《黄帝内经》的白话文均把"炅"译为"热"，经查《新华字典》，炅：指火光、热。

既然国家标准的《新华字典》把"炅"释为"热"，专家、学者便可顺理成章地引用，看似有据。但我不禁要问，为什么《黄帝内经》原文中有许多"热"字，而在此只用"炅"，不用"热"或者"炙"字呢？《素问·举痛论》中还有"卒然而痛，得炅则痛立止""炅则腠理开，营卫通，汗大泄，故气泄矣"，可见其用词非常严谨，所以不能将"炅"直译为"热"。

我认为中文的每一个字都有其特定的意义，诸多《黄帝内经》的白话译文应慎之又慎。

《百科辞典》里关于"泄"字的解释，与中医相关的有：

①同泻。指多种腹泻。《素问·脉要精微论》："胃脉实则胀，虚则泄。"

②疏散，宣泄。《素问·四气调神大论》："使气得泄。"

③用泻法治疗。《素问·热论》："其满三日者，可泄而已。"

④泄露。《灵枢·外揣》："请藏之灵兰之室，弗敢使泄也。"

⑤病证名。《金匮要略·中风历节病脉证并治》："筋

126

伤则缓，名曰泄。"

我认为在此的"泄"，不是腹泻。

中医的一个基本治疗理论是热者寒之、寒者热之，如果把"炅"译为"热"，"炅则气泄"译为"热则气泄"，那么由此推论，针对"寒者热之"的治疗，"热"则令患者气泄，显然不对。

我认为"炅"与"热"相比，其热值不同。

热，《说文》：温也。

我通过拆字阐明"炅"字的含义："炅"字的"日"不是在左右偏旁，即不是日出或日落的阳光，而是正午头顶太阳，下面加火，是上下四周高温度的热，比如火山口附近的热浪、大火附近的热流等等，这种全方位的高热才使人"泄"。

中医言：汗为心之液。

高温下人体毛孔大开，容易出大汗而脱水，造成气机过于宣泄，体液的大量丧失而虚脱；如果高温下人体没有出汗被闷，神志更易迷茫，所以高温下无论大汗，还是没有出汗，都会造成循环障碍影响人的神志。

我国古代立国以农耕为主，但农民在三伏天里，从不于正午头顶太阳之时在田地里劳作，以避免中暑。

我年轻时，曾有过泡澡后一时感觉大汗、头昏，刚走进休息室门口即虚脱，被服务员用一口凉水喷在脸上激醒的经历。我还曾三进三出高温桑拿房后，感觉浑身松懈、乏力、头昏，身体不受控地虚脱，卧倒后慢慢缓和，后马上喝茶补水得以恢复。这两种症状应属"炅则气泄"。

我认为当整个人体或局部或相关腧穴受到"炅"时，通过"气泄"的方式，可以达到相关治疗的效果。

《素问·举痛论》："岐伯曰：怒则气逆，甚则呕血及飧泄，故气上矣。喜则气和志达，营卫通利，故气缓矣。悲则心系急，肺布叶举，而上焦不通，营卫不散，热气在中，故气消矣。炅则腠理开，营卫通，汗大泄，故气泄矣。恐则气却，却则上焦闭，闭则气还，还则下焦胀，故气不行矣。寒则腠理闭，气不行，故气收矣。惊则心无所倚，神无所归，虑无所定，故气乱矣。劳则喘息汗出，外内皆越，故气耗矣。思则心有所存，神有所归，正气留而不行，故气结矣。"

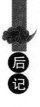

后　记

我今年整一甲子。

自中学时代，有感必赋诗，以自娱自乐。

1988 年底，北京中医学院与北京健康报振兴中医刊授学院联合推出了一套完整的《中医刊授丛书》，主编何树槐，此书使我对中医有了系统的认知，留存至今，不时翻看。

1993 年，西南师范大学出版社出版了周显忠、陆周华编译的文白对照的《黄帝内经》。从此，我开始编写少数的中医歌诀，以不断积累自身的中医知识。

天命之后领略了人生五味杂陈，汲取、积淀了各种文化知识，但记忆力明显不如年少，需另辟蹊径，改编中医歌诀，以达到巧记的目的。

杜甫云："文章千古事，得失寸心知。"

我查阅了自古至今多种版本的相关中医歌诀，发现它们沿袭了古人作诗的定式来编写中医歌诀。

众所周知，诗词不押韵，就不能朗朗上口。

反之，如果诗词全部押韵的话，就可能限制了作者的遐思，反而难有千古佳句流传。

现在各种中医歌诀读物非常之多，似乎有一个行业通弊，就是看完之后，大多记不住了！

究其原因，可能是古今的中医歌诀编写者，在学徒或

129

学生时期，认知上被灌输并认可了行业约定俗成的定式，无形中形成了惯性思维，禁锢了发散联想。

中医歌诀受限太多，只有极少的几个字，有时往往只有一个字可以添加慧心灵悟，遇事独见，才能将中医常识原本固化且枯燥无味的内容高度浓缩，恰当、巧妙地修饰、联想，切合时代，字在精华中选优，以利于巧忆、推广和普及。

我编写中医歌诀的经验愿与大家分享，希望日后能够成为编写中医歌诀的参考资料。

一、中医歌诀编写、编排的宗旨：通俗易懂、循序渐进、因势利导、表述清晰、传承不拟古、创新不离宗。

二、基本的中医常识有"国标"，业内外公开认可。比如十四经腧穴名称及中药名称等基本素材相对稳固。一定要立足于针对中医初学者而编写，多用全称，除有独特创意外，尽最大可能少用一个字的代称。

三、宜突破古中医歌诀偶句押韵的定式，尽量全部押韵。

十四经腧穴歌诀分别押什么韵，需要反复试探编写对比，从中选出最佳。还需整体考量选配用字，最大限度地减少重复用字，以避免背记歌诀之间可能的混淆。

对每首歌诀的韵母从整体考量，用精细化的拼音反复筛选最后押韵的每个字，达到歌诀朗朗上口，同时考量其押韵的字意需与歌诀内容能够联想匹配。

四、老子的《道德经》云："人法地，地法天，天法道，道法自然。"每个短句采用了"顶针式"连接。这种方式有利于将各短句紧密连接，使背诵者更容易连续背出全部内容。编写中医歌诀应充分采用"顶针式"上下句连接的方式。在此基础上，结合应用上、下句连接联想的纽带字或词。即在上、下句之间，首选直接顶针字联想，次之组词联想，再次之谐音组词联想。

五、没有灵感时就离开电脑，暂时停笔。

中医歌诀定稿前，需要枯燥无味地反复试编及修改。我曾多次推翻原创，重新编写。在通俗易懂的前提下，追求极致。

吾时常先把歌诀草稿抄写在纸条上，散步时边看边背，但有推敲的新悟马上用笔记下来。往往在散步时心跳平缓，但气血运行比坐着时更加流畅。随着散步时供血的平缓加速，后背及头脑通达，思路明显清晰，最适宜思考难题。

我于 2012 年 2 月 1 日起笔，在保障每日正常工作的前提下，1 年内编写完成了本书的大部分内容，其后时常每字斟酌、反复推敲、不时修改，于 2018 年 6 月 15 日，取得了中华人民共和国国家版权局的《作品登记证书》。

我已改编完成了《十四经分寸歌》《十四经循经走向歌》《十经原穴歌》《十二经募穴歌》《十五络穴歌》《十六郄穴歌》等等中医歌诀，准备在下册出版。

在此，感谢同事李耀焜！他向我提供了宝贵的中医古籍电子书及电子词典，提升了本书在修辞用语方面的水准，筑牢了相关基础。

刘勇

2019 年 8 月 1 日